Textes : Sophie Lacoste
Illustrations : Lisa Pascal

Mon cahier de BEAUTÉ NATURELLE

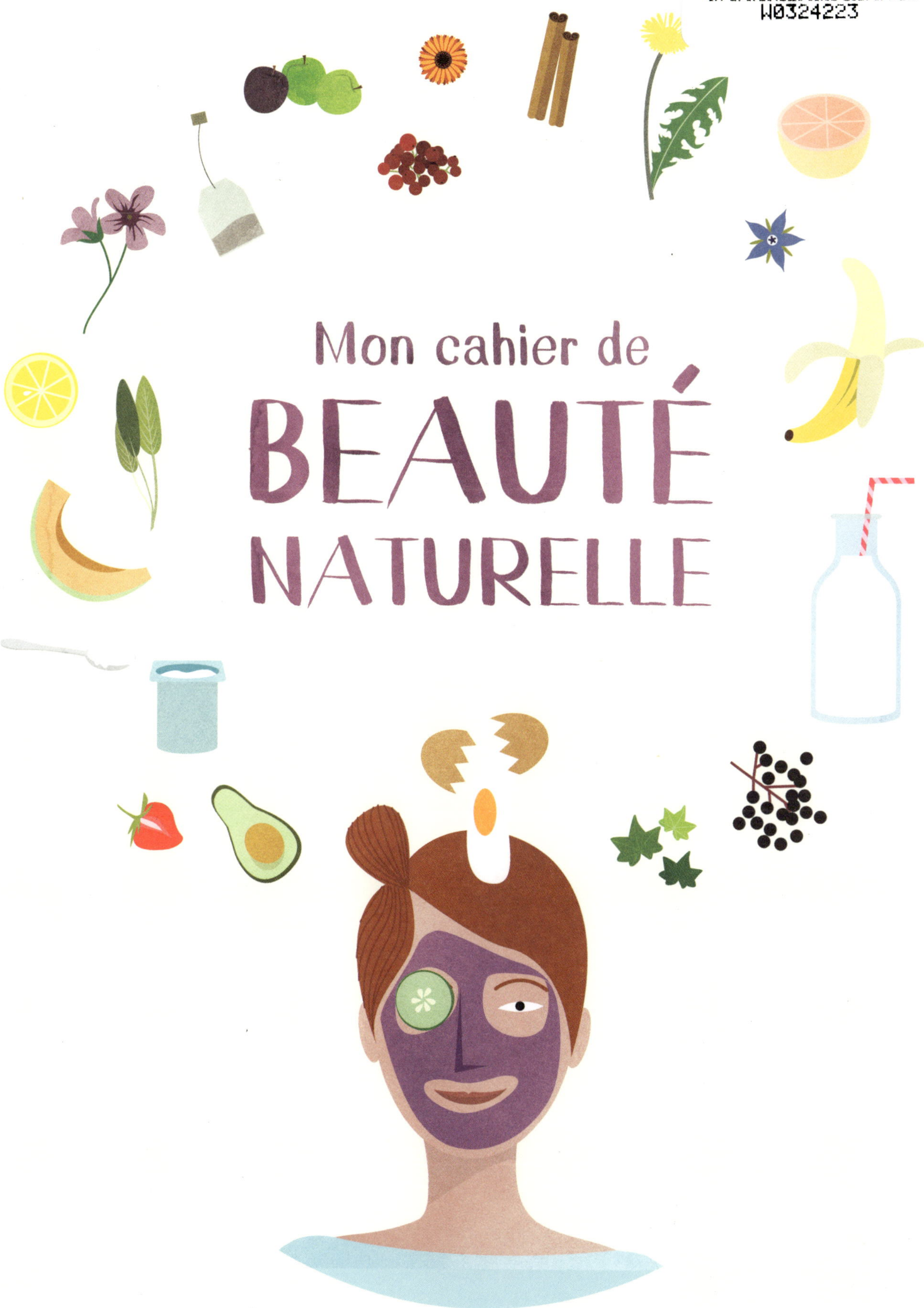

ÉDITIONS
MOSAÏQUE-SANTÉ

1, rue Jean de Brion
77520 Donnemarie-Dontilly

EAN : 9782849390719

SOMMAIRE

INTRODUCTION

Pourquoi faire soi-même ses produits de beauté ?

C'est vrai qu'on trouve dans le commerce des cosmétiques d'excellente qualité, mais il y a plein de bonnes raisons pour les fabriquer soi-même à la maison. D'abord, cela peut être très avantageux d'un point de vue financier, et puis c'est amusant et l'on sait exactement ce qu'on met dans son masque ou dans son tonique !

Car quand vous achetez un masque à l'avocat, par exemple, l'avocat ne représente le plus souvent qu'un faible pourcentage de sa composition. En revanche, si vous écrasez la chair d'un avocat que vous mélangez à une cuillerée à soupe de crème fraîche et au jus d'un demi-citron, vous savez qu'il sera bourré d'actifs nourrissants et vous savez aussi exactement ce qu'il y a dedans : pas de substances chimiques, rien que du naturel.

Bien entendu, on n'a pas toujours le temps de préparer ses propres cosmétiques (même si nombre d'entre eux ne demandent que quelques minutes) et il ne faut pas que cela devienne une contrainte ! Rien n'empêche d'alterner entre vos produits « maison » et ceux que vous achetez.

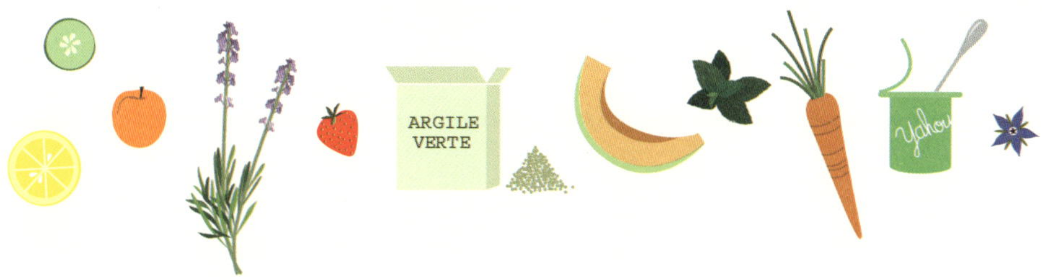

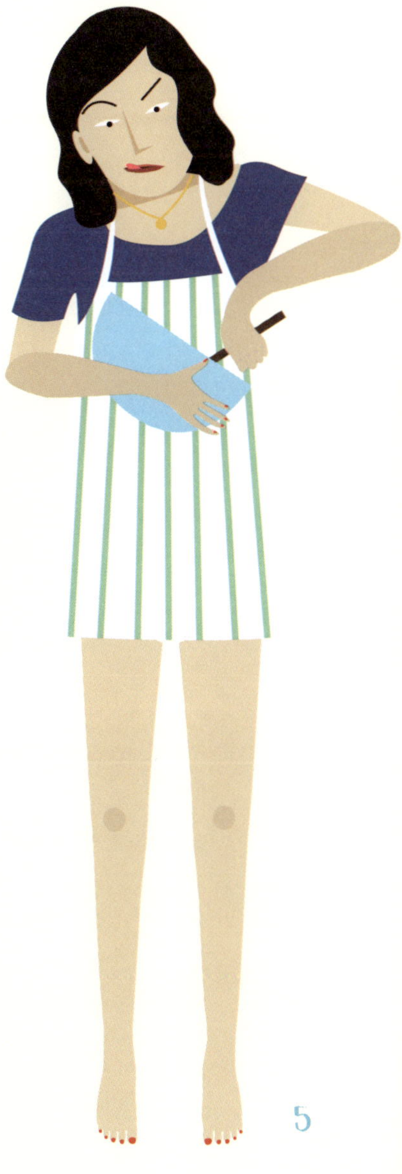

Vive l'aventure !

Toutes les recettes sont possibles et imaginables : vous pouvez, avec ce qu'il y a dans votre cuisine, concocter de nombreux cosmétiques, c'est sûr. Si vous n'avez pas exactement les bons ingrédients pour réaliser une recette de ce livre, faites preuve de curiosité et testez les mélanges. Si vous ne vous éloignez pas trop des recettes données ici, il y a bien peu de chances que vous ne parveniez pas à créer un cosmétique naturel digne de ce nom.

En fin d'ouvrage, un index reprend les ingrédients utilisés dans les recettes. Ainsi, si vous avez, par exemple, des œufs et de la crème fraîche dans votre réfrigérateur, un citron et quelques feuilles de menthe, vous trouverez vite les recettes pour les employer.

Choisissez des ingrédients de bonne qualité

Les substances de base de vos préparations doivent, bien sûr, être de grande qualité, bio si possible et d'une fraîcheur extrême. Vous trouverez à la page suivante des conseils pour les choisir, ingrédient par ingrédient.

Bien choisir :

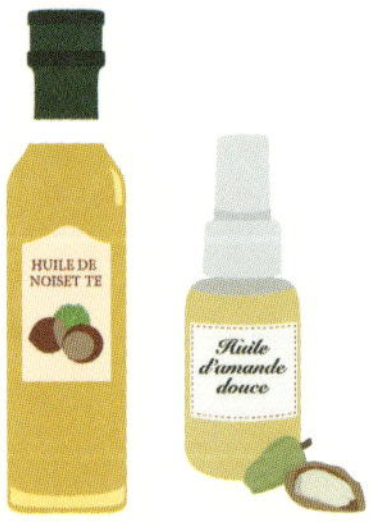

Les huiles végétales

Pour être bénéfique, il est préférable qu'une huile soit obtenue par pression à froid des grains, noyaux ou fruits du végétal. Extraite par des procédés chimiques ou thermiques, elle perd une bonne partie de ses propriétés. Veillez donc à choisir des huiles garanties 100 % pures et naturelles, vierges, première pression à froid, sans aucun traitement chimique. Ces huiles sont toutes nourrissantes et hydratantes, mais certaines sont plus adaptées que d'autres à certains types de peau : l'huile de noisette ou l'huile de jojoba, par exemple, équilibrent la sécrétion de sébum et apportent donc ce bénéfice supplémentaire aux peaux grasses, tandis que l'huile d'amande douce apaise, comme pas une, les irritations fréquentes des peaux sèches… Vous trouverez p. 10-11 un tableau indiquant, pour chaque huile, les « problèmes » qu'elle est le plus apte à régler.

L'argile

On trouve dans le commerce de l'argile verte, rouge ou blanche. Globalement, elles ont toutes les mêmes propriétés, mais on utilise plus communément la verte pour les soins de la peau. Choisissez-la en poudre pour plus de facilité d'emploi.

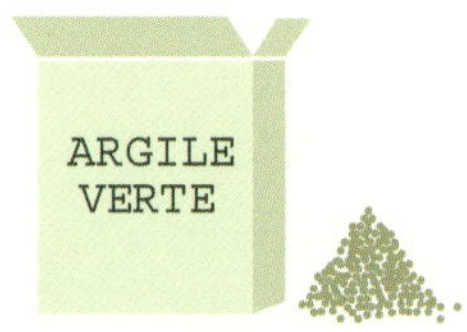

Le miel

Tous les miels sont excellents pour hydrater, nourrir et protéger la peau, tous possèdent des vertus désinfectantes et cicatrisantes exceptionnelles, mais chacun hérite, en plus, des qualités de la plante dont il est issu et convient donc mieux à tel ou tel type de peau. Ainsi, les miels de thym, de romarin et de lavande, aux qualités antiseptiques prononcées, sont très utiles pour les peaux mixtes ou grasses. Les miels d'acacia et d'oranger sont des reconstituants et des calmants de choix : on les emploie particulièrement pour le soin des peaux sèches, irritées ou fatiguées. Le miel de châtaignier est conseillé en cas de rougeurs et de couperose. La consistance du miel a aussi son importance, d'un point de vue pratique : mieux vaut utiliser un miel liquide pour fabriquer un lait de toilette, un miel plutôt pâteux pour un masque, granuleux pour un gommage…

Les fruits et légumes

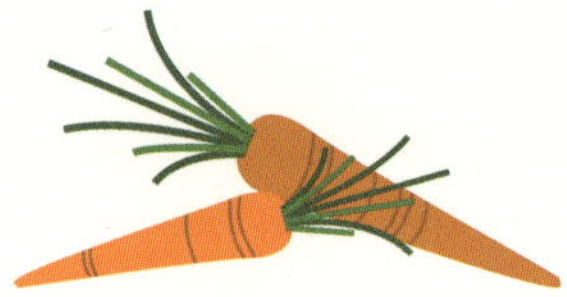

Choisissez des fruits et légumes fermes et beaux, aussi frais que possible. En s'abîmant, ils perdent une partie de leurs nutriments et de leurs antioxydants.

Évitez les légumes lavés, coupés, ensachés : bien qu'il n'y ait pas de conservateurs, certains traitements (pourtant autorisés) ne sont pas anodins : irradiation faible, arrosage au chlore… Et surtout, la plante, ainsi enfermée, ne respire plus.

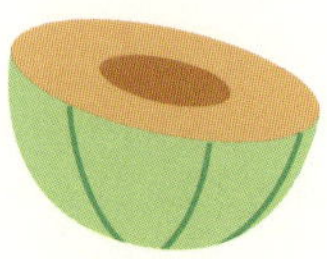

Préférez les mentions AB, certifiant que les produits sont issus de l'agriculture biologique et donc pas traités. Dans tous les cas, lavez les légumes et les fruits à l'eau froide avant de les utiliser.

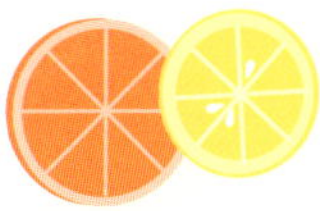

Les jus de fruits et les eaux florales

Les jus de fruits à utiliser dans la préparation de vos cosmétiques maison sont bien entendu des jus de fruits frais, extraits au presse-agrume ou à la centrifugeuse (ou au mixer, au moulin à légumes…) juste avant l'emploi, car ils perdent vite leurs vitamines. Les jus du commerce sont incomparablement moins bénéfiques : les procédés industriels utilisés pour les extraire et les conserver (chauffage, pasteurisation), les conditions de stockage et l'ajout éventuel d'additifs détruisent une bonne partie des nutriments des fruits.

Quant aux eaux florales (ou hydrolats) citées dans les recettes : eau de rose, eau de fleur d'oranger, ne les remplacez pas par des arômes alimentaires « naturels » ! Vous pouvez les préparer vous-même, en faisant infuser des pétales dans de l'eau bouillante, ou bien les acheter en magasin de produits bio.

Les plantes fraîches ou sèches

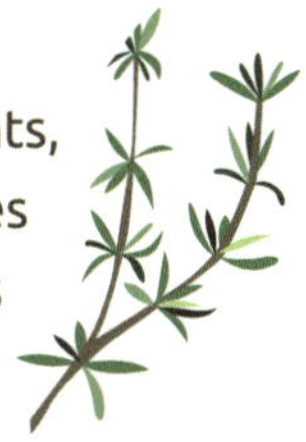

Si vous utilisez des plantes fraîches dans vos recettes, veillez à les récolter à l'écart des polluants, donc loin des routes et des champs. Les plantes qui poussent dans un environnement ingrat sont les meilleures : en montagne où l'air est plus frais et la terre moins riche, en bord de mer battu par les embruns, sur les collines grecques ou corses inondées de soleil, les plantes luttent pour leur survie et concentrent dans leurs feuilles, leurs tiges et leurs racines un maximum de principes actifs.

Voici les règles de cueillette :

- Ne procédez que par temps sec et non orageux, quand la rosée est totalement évaporée.
- Récoltez les racines en automne et en hiver, avant que la plante ne puise dans ses réserves.
Par esprit écologique, ne prélevez jamais de racines dans la nature, seulement dans votre jardin.
- Les fleurs (rose, souci, bleuet, sureau…) sont cueillies juste après l'ouverture des boutons (mai-juillet).
- Les graines doivent être récoltées à maturité, quand la plante commence à sécher (août-septembre).
- Les feuilles (romarin, menthe, bourrache, sauge…) se récoltent toute l'année, de préférence juste après la formation des bourgeons et avant celle des boutons de fleurs.

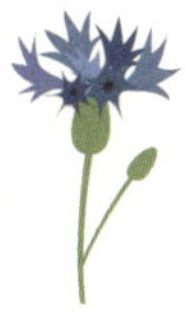

Sécher et conserver les plantes

Avant de les faire sécher, il faut débarrasser les plantes, sans les laver, de toutes les saletés : terre, débris d'insectes, parties mortes ou desséchées… Les racines peuvent être coupées en rondelles pour activer le séchage, qui se fait à l'ombre, dans un courant d'air chaud. Les tiges et les feuilles épaisses peuvent être séchées sur des claies au soleil, sinon dans un grenier aéré. N'oubliez pas de remuer ou de retourner votre récolte de temps en temps. Une fois vos plantes sèches, répartissez-les dans des boîtes en carton ou des sacs en papier.

Vous pouvez aussi trouver des plantes déjà séchées en pharmacie.

Les huiles essentielles (H.E.)

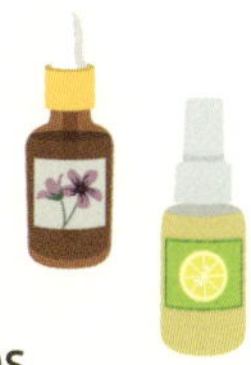

On emploie les huiles essentielles au goutte à goutte car elles sont surpuissantes : on peut donc se permettre d'y mettre le prix ! Car les huiles essentielles peu onéreuses ne sont pas forcément pures… Il existe certaines références garanties « bio » (provenant de plantes exemptes de pesticides et autres nocivités), à préférer sans hésiter aux autres. Lisez consciencieusement les étiquettes où doit apparaître le procédé d'extraction (distillation à la vapeur d'eau pour la plupart). Attention, n'utilisez pas d'huile essentielle d'agrumes (citron*, orange*…) avant de vous exposer au soleil (plus de conseils p. 61).

* *Chaque fois qu'une recette utilise une huile essentielle d'agrumes, cette astérisque sera là pour vous rappeler de ne pas vous exposer au soleil juste après.*

LES SOINS DU VISAGE

La toilette quotidienne indispensable

Chaque jour, votre visage forme un film invisible constitué d'un mélange de sébum, de sueur, de sels minéraux, de débris épidermiques, d'acides aminés… qui protège l'épiderme et maintient son hydratation. Ce film, qui peut s'abîmer facilement, est aussi un « piège » à saletés. Le sébum excédentaire, les cellules mortes, les déchets provenant de la sudation, la poussière, sont autant de sources potentielles d'infections, d'irritations, d'inflammations… Avant même de songer à nourrir, hydrater ou protéger votre épiderme des agressions extérieures ou du vieillissement, il faut donc, quel que soit votre type de peau, le débarrasser matin et soir de ces impuretés.

Pour cela, mieux vaut éviter les savons classiques : s'ils ont l'avantage de bien nettoyer et d'être antiseptiques, ils sont aussi très alcalins et agressent le film hydrolipidique protecteur de la peau. La meilleure méthode consiste à masser votre visage du bout des doigts avec un lait de toilette avant de l'essuyer au coton et d'appliquer un tonique. De cette manière, vous le nettoyez aussi bien si ce n'est mieux qu'avec un savon, et en plus, vous l'hydratez !

Quels soins pour quel type de peau ?

On ne nettoie pas une peau grasse et une peau sèche de manière identique, tout comme on ne doit pas leur porter les mêmes soins. Les peaux grasses, épaisses et facilement brillantes, propices au bourgeonnement de points noirs et de boutons, réclament des soins désincrustants, purifiants et astringents (qui resserrent les pores), mais aussi régulateurs et hydratants, pour stabiliser la sécrétion de sébum.

Les peaux sèches, qui s'irritent, démangent et rougissent facilement, ont surtout besoin d'être nourries et adoucies. Le but est de restaurer le film hydro-lipidique de la peau, de manière à éviter les irritations et à limiter les marques du vieillissement.

Les peaux mixtes, enfin (grasses sur les zones médianes du visage – nez, front, menton –, et sèches et sensibles sur les joues), méritent soit une combinaison de ces deux types de soins, soit des préparations à base d'ingrédients équilibrants, aussi bénéfiques aux peaux sèches que grasses.

Les recettes de cosmétiques naturels que vous trouverez dans ce chapitre peuvent être regroupées en cinq grandes parties, consacrées, dans l'ordre, au soin des peaux grasses (p. 14 à 27), des peaux sèches (p. 28 à 38), des rougeurs et autres imperfections (p. 39 à 43), du teint (p. 44 à 49) et des peaux matures (p. 50 à 59). À l'intérieur de chaque partie, les recettes sont le plus souvent organisées autour d'ingrédients « vedettes » particulièrement adaptés à chaque type de soin.

Mais cela ne signifie pas que ces ingrédients n'ont pas d'autres vertus ! Par exemple, l'argile, le citron, le concombre, l'avocat, le miel ou le yaourt sont de vraies panacées, profitables aussi bien aux peaux grasses qu'aux peaux sèches, et très utiles aussi contre les rides. Pour que vous puissiez adapter les recettes en fonction de votre type de peau, des ingrédients que vous avez sous la main et de vos goûts, le tableau p. 10-11 résume les différentes indications associées à chaque ingrédient.

Les différentes préparations

▶ *Les trois éléments de base de l'entretien de votre épiderme :*

LES LAITS

On les appelle « démaquillants » et, pourtant, ce sont avant tout des laits de toilette que chacune (et chacun) devrait utiliser, même en l'absence de maquillage, pour nettoyer les impuretés accumulées sur le visage pendant la journée. Leur base est une émulsion de matière grasse dans de l'eau. Chez vous, vous pouvez utiliser du lait frais ou en poudre, mais aussi de la crème fraîche ou de l'huile végétale, auxquels vous ajoutez par exemple des extraits végétaux sous forme d'infusion ou de décoction.

LES TONIQUES OU LOTIONS

Après avoir nettoyé votre visage avec un lait et l'avoir essuyé, rincez le surplus avec un tonique (sur un coton). Formulé à base d'infusions, de décoctions ou de jus de fruits frais, le tonique prépare l'épiderme à recevoir un soin nourrissant : crème ou huile. Il peut aussi constituer la touche finale après un masque, dont il renforce ou complète l'action par ses vertus tonifiantes, astringentes ou adoucissantes.

LES CRÈMES

Quand le visage est bien propre, il est essentiel d'appliquer une crème : le matin pour hydrater la peau et la protéger tout au long de la journée, et le soir pour l'aider à se régénérer pendant le sommeil. Les crèmes cosmétiques sont formulées à partir de substances grasses (huile végétale, beurre). Quand elles comportent des ingrédients « frais », mieux vaut les préparer en petite quantité, car elles ne se conservent pas longtemps. Il est souvent nécessaire de les faire chauffer au bain-marie pour que fondent les matières grasses solides (la cire par exemple).

▶ *Les autres soins, à employer plus spécifiquement selon la nature de votre peau :*

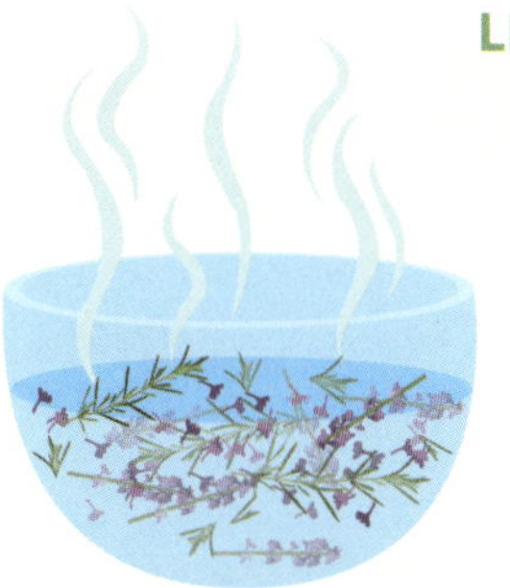

LES FUMIGATIONS

Bains de vapeur, les fumigations sont très simples à réaliser : il suffit d'ajouter quelques gouttes d'huile essentielle dans un bol d'eau bouillante, ou d'y faire infuser des plantes, et d'exposer son visage aux vapeurs qui s'en dégagent, la tête recouverte d'une serviette. On les utilise surtout en cas de peau grasse ou mixte avant l'application d'un masque, car elles permettent d'ouvrir les pores de la peau. Elles peuvent aussi précéder l'application de votre crème ou d'une huile.

LES GOMMAGES

Un gommage vise à exfolier l'épiderme, c'est-à-dire à le débarrasser des cellules mortes et des impuretés qui s'accumulent à la surface et l'empêchent de respirer. Cette exfoliation peut être mécanique ou chimique : dans le premier cas, la base du gommage contient des petits grains abrasifs qui polissent la peau par frottement ; dans le second cas, ce sont des molécules – par exemple des acides de fruits – qui exerce cette action. Cela permet de stimuler le processus de régénération cellulaire et la microcirculation superficielle et, ainsi, de rendre à la peau souplesse et éclat. Les gommages mécaniques, un peu agressifs, sont à réserver aux peaux résistantes (mixtes ou grasses). Attention également à ne pas vous exposer au soleil immédiatement après car votre peau, bien nettoyée, est aussi privée de défenses et risque de brûler plus vite que prévu.

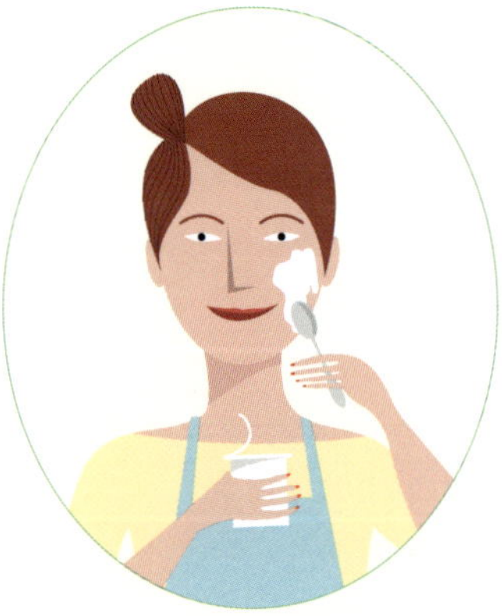

LES MASQUES

On peut très facilement, avec quelques ingrédients toujours présents dans la cuisine (fruits, légumes, miel, œufs, farine, yaourt, crème fraîche…), se concocter des masques aussi agréables à appliquer qu'efficaces.

Désincrustants pour les peaux grasses et mixtes, exfoliants, nourrissants et hydratants pour les peaux normales ou sèches, ils peuvent être faits deux ou trois fois par semaine.

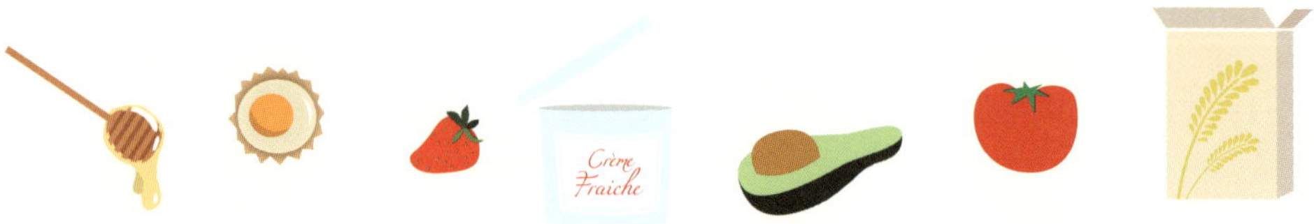

Tartinez-vous dans les règles de l'art :

- massez au préalable votre visage avec quelques gouttes d'huile végétale, puis essuyez avec un coton ;
- appliquez le masque en superposant plusieurs couches du mélange, sans oublier le cou ;
- durant le temps de pose (en moyenne 20 mn), détendez-vous, au calme ;
- enlevez le masque avec de l'eau tiède citronnée ou un tonique ;
- si votre peau tire, mettez une crème ou une huile.

LES HUILES DE MASSAGE

Elles adoucissent l'épiderme, l'hydratent, le nourrissent et le débarrassent des impuretés. Pour les préparer vous-même, deux techniques : la première consiste à ajouter quelques gouttes d'huiles essentielles soigneusement choisies à une huile végétale ; la seconde demande un peu plus de temps, car il s'agit de faire macérer une ou plusieurs plantes dans l'huile. Appliquez-les par massages rotatifs, en commençant par le nez pour aller vers les joues, du milieu du front vers les côtés, puis du menton en descendant vers le cou.

Tableau des indications

		PEAU SÈCHE	PEAU MIXTE OU GRASSE	ROUGEURS	RIDES
huiles végétales ▶	huile d'amande douce	●		●	
	huile d'avocat	●			●
	huile de bourrache	●		●	●
	huile de coco	●			
	huile de germe de blé	●			●
	huile de jojoba	●	●		●
	huile de noisette		●		
	huile de noyau d'abricot			●	●
	huile d'olive	●		●	●
	huile d'onagre			●	●
	huile de sésame	●		●	
argile ▶	argile	●	●	●	●

		PEAU SÈCHE	PEAU MIXTE OU GRASSE	ROUGEURS	RIDES
fruits et légumes ▶	abricot/pêche	●	●		●
	agrumes (sauf citron)	●	●		●
	algues			●	●
	amande en poudre	●			
	avocat	●	●		●
	avoine	●			
	carotte	●			●
	chou		●	●	●
	citron	●	●	●	●
	concombre	●	●		
	courge & co.		●		
	fraise	●			●
	laitue	●	●		
	melon	●			●
	pomme	●	●		●
	pomme de terre	●			●
	raisin	●			●
	tomate		●		●
plantes ▶	bardane		●	●	
	bleuet	●			
	bourrache		●		
	bruyère				●
	camomille	●	●	●	
	cyprès (H.E.)			●	
	fumeterre		●		
	géranium rosat (H.E.)	●			●
	lavande		●		
	lierre grimpant			●	
	menthe		●		
	millepertuis	●			
	prêle		●		●
	romarin		●		
	rose	●		●	●
	sauge		●	●	
	souci	●	●		●
	sureau noir	●	●		
	thé		●		
	thym	●	●	●	
	tilleul	●			
miel ▶	miel	●	●	●	●
	cire d'abeille	●	●	●	●
lait ▶	lait, fromage blanc, yaourt	●	●	●	●
	crème fraîche	●			●
oeuf ▶	jaune d'œuf	●			
	blanc d'œuf		●		●

Avant tout, je prépare ma peau

Pour que les soins que vous apportez à votre peau lui profitent pleinement, il faut qu'elle soit prête à les recevoir. Fumigations et gommages vont se charger de faire le ménage en éliminant les débris accumulés dans les pores, préparation d'autant plus indiquée si vous avez la peau grasse.

FUMIGATIONS

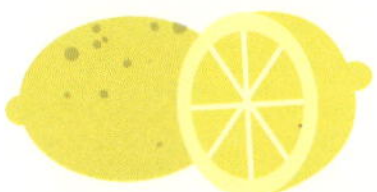

Citron et miel

Commencez par vous faire un petit masque en appliquant en couche fine sur votre visage **1 cuillerée à soupe de miel d'acacia**.

Laissez agir 10 minutes, puis pressez dans un bol **un demi-citron jaune ou vert** et ajoutez-y **20 cl d'eau bouillante**.

Cette fumigation sera encore plus efficace si vous y ajoutez **5 gouttes d'huile essentielle de citron**.

Exposez votre visage aux vapeurs pendant 5 minutes, puis rincez-le avec de l'eau tiède citronnée, et ne vous exposez pas au soleil, car les essences d'agrumes sont photosensibilisantes.

Fumigation, mode d'emploi

Dès que le mélange est prêt, penchez votre visage au-dessus des vapeurs et recouvrez votre tête d'une serviette. Restez ainsi pendant 5 à 10 minutes, puis séchez bien votre visage avant d'appliquer un masque ou une crème.

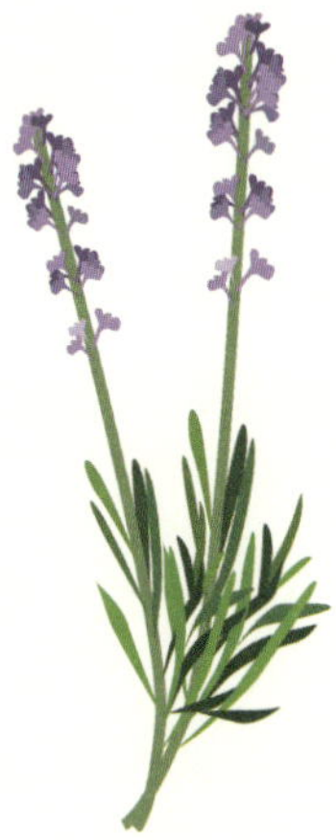

Lavande et compagnie

Versez **un demi-litre d'eau froide** sur **une poignée de fleurs de lavande** ou de **camomille**. Faites chauffer, laisser bouillir une minute, puis laissez infuser 5 minutes avant d'ajouter **5 gouttes d'huile essentielle de sauge**.

ou alors, disposez dans un bol :

- **1 c. à soupe de fleurs de lavande**
- **1 c. à soupe de romarin**
- **1 c. à soupe de thym**

et ajoutez-y **20 cl d'eau bouillante**.

Et si vous n'avez pas de plantes fraîches ou sèches sous la main, vous pouvez utiliser des huiles essentielles.

Par exemple, mettez dans **un bol d'eau bouillante** :

- **10 gouttes d'huile essentielle de lavande**
+ **10 gouttes d'huile essentielle de romarin**

*La lavande et les autres plantes aromatiques (romarin, sauge, thym...) ont **une action purifiante et désincrustante**.*

Si vous avez la peau irritée, mélangez **1 cuillerée à soupe de fleurs de mauve ou de guimauve**, à l'action adoucissante, avec **1 cuillerée à soupe de fleurs de lavande**, et couvrez d'eau bouillante.

GOMMAGES *pour faire peau nette*

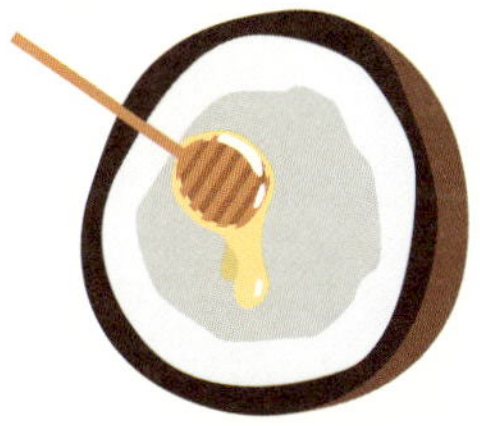

Les gommages permettent d'éliminer les cellules mortes et les impuretés qui encombrent les pores, ternissent le teint et peuvent provoquer des inflammations. Réalisés avant l'application d'un masque ou d'une crème, ils renforcent leur efficacité.

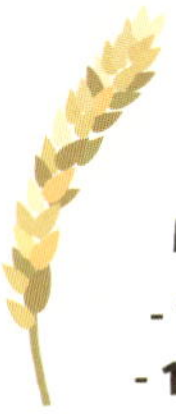

Son, argile et crème fraîche

Mélangez :

- **1 c. à soupe d'argile en poudre**
- **1 c. à café de son de blé**
- **3 c. à soupe de crème fraîche liquide**
- **2 gouttes d'huile essentielle de lavande**

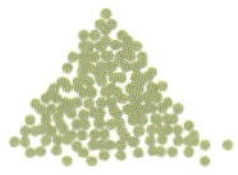

Noix de coco et miel

Mélangez :

- **1 c. à café de noix de coco en poudre**
- **1 c. à soupe de miel d'acacia**
- **2 gouttes d'huile essentielle de lavande**

Farine d'avoine et miel

Mélangez :

- **1 c. à soupe de miel de romarin,**
- **1 c. à soupe de farine d'avoine**
- **1 c. à café d'eau de fleur d'oranger**

Yaourt et avoine

Mélangez :

- **2 c. à soupe de flocons d'avoine** passés au moulin à café
- **un demi-yaourt nature**
- **une pincée de sel fin**

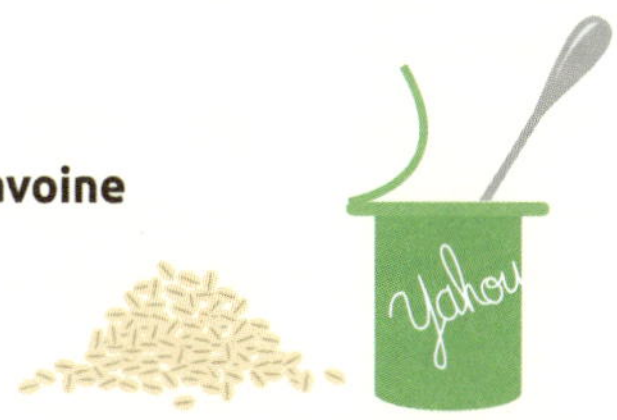

Gommage, mode d'emploi

Massez votre visage en douceur, par mouvements rotatifs légers, en insistant sur le nez, le front et le menton et en évitant les lèvres et le contour des yeux. Rincez avec un lait de toilette, un tonique ou de l'eau citronnée, et séchez votre visage avant d'appliquer un masque ou une crème.

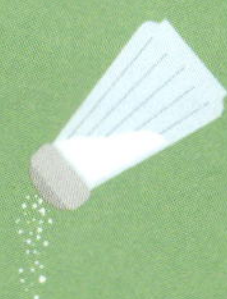

Vous pouvez **inventer d'autres recettes** selon ce que vous avez sous la main : **la farine de maïs** est également un bon exfoliant, comme **le sel** (riche en oligo-éléments) et **le sucre de canne complet** (qui retient les vitamines et minéraux de la canne à sucre). Choisissez-les a**ussi peu raffinés que possible**.

Si vous avez la peau sensible, pour éclaircir votre teint et préparer l'application d'une crème, **faites plutôt un gommage "chimique" à base d'acides de fruits**. La plupart des masques aux fruits (agrumes, fruits rouges, pomme verte, tomate, raisin…) ont cet effet exfoliant.

Et dernière chose : **ne vous exposez pas au soleil immédiatement après un gommage**, car votre peau, bien nettoyée, est aussi privée de défenses et risque de brûler plus vite que prévu !

Mes recettes à moi :

J'AI LA PEAU GRASSE

Quand elle sécrète trop de sébum, la peau s'épaissit, se met à briller et ses pores, obstrués, deviennent visibles. Ce n'est pas très joli, et ce n'est pas non plus très propre : comme elle manque d'acidité, la peau grasse se défend moins bien contre les bactéries, qui, par ailleurs, adorent le sébum et s'en nourrissent. Pour éliminer tout ce petit monde et retrouver une peau nette, suivez le guide.

Petits conseils pour les peaux grasses

- **Nettoyez votre visage matin et soir avec un lait et un tonique, et faites un masque au moins une fois par semaine.**

- **Évitez les produits détergents comme le savon**, dont l'effet dégraissant n'est que temporaire car il active en réaction la sécrétion de sébum. **Les bons soins doivent débarrasser la peau de son excédent de sébum et la purifier en profondeur sans détruire le film hydrolipidique qui la protège.**

- **N'ayez donc pas peur d'utiliser dans vos recettes des ingrédients gras** : c'est du gras qu'il faut (et non de l'eau) pour hydrater la peau. En plus, ces ingrédients naturels sont bourrés d'éléments nutritifs et ils peuvent même, comme l'huile de noisette, avoir une action sébo-régulatrice.

- **Peau brillante, pores dilatés, points noirs, boutons : tous ces désagréments sont liés.** Les ingrédients indiqués dans ces pages pour soigner les uns sont donc efficaces sur les autres. N'hésitez pas à adapter les recettes selon vos goûts, vos besoins et vos provisions, et à en imaginer de nouvelles !

***

Les ingrédients-clés

▶ **l'huile de noisette**
hydratante, nourrissante, antioxydante, régulatrice de la sécrétion de sébum

▶ **l'argile verte**
absorbante, antiseptique, astringente, cicatrisante

▶ **le blanc d'œuf**, nettoyant et astringent

▶ **le miel**
puissant bactéricide, nourrissant et reconstituant

▶ **le lait, le fromage blanc, le yaourt...**
hydratants, nourrissants, adoucissants

▶ **l'avocat**, nourrissant, purifiant, régénérant

▶ **la lavande, le romarin, la menthe et autres plantes aromatiques**
désinfectantes, désincrustantes et astringentes

▶ **le citron** (et les autres **agrumes**)
nourrissant, purifiant, désinfectant, antioxydant

▶ **le concombre**,
hydratant, purifiant, astringent, adoucissant

▶ **les graines de cucurbitacées**
astringentes et nourrissantes

▶ **le chou** (comme **la laitue**)
désincrustant, assainissant, cicatrisant régulateur de la sécrétion de sébum

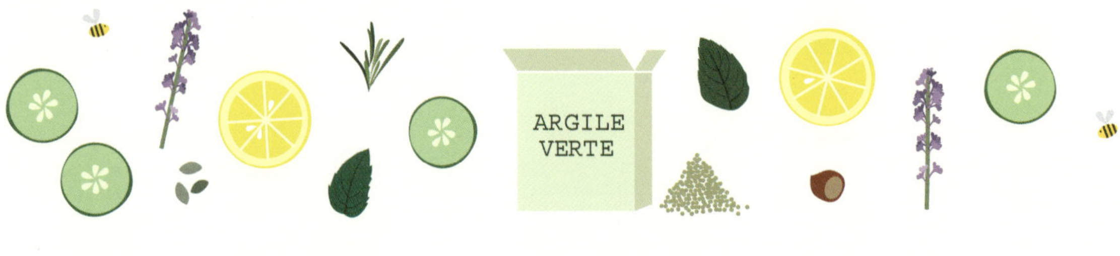

quand ça brille

DE L'HUILE DE NOISETTE

L'huile de noisette est l'un des meilleurs cosmétiques : riche en vitamine E (antioxydante) et en acides gras insaturés (qui aident la peau à conserver son élasticité), elle régule la sécrétion de sébum, matifiant la peau et réduisant progressivement boutons et points noirs. Plus fluide que l'huile d'amande douce, elle pénètre rapidement dans l'épiderme sans laisser de film gras. Vous pouvez l'utiliser pure ou essayer l'une des trois recettes qui suivent.

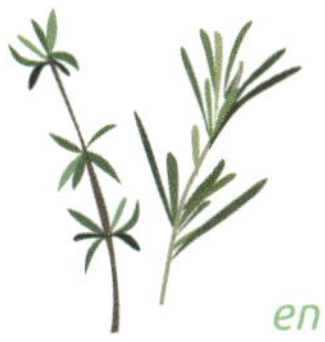

Huile magique aux plantes

Cette huile qui "dégraisse" et assainit est à appliquer sur votre visage en massant doucement, chaque soir avant de vous coucher. Au réveil, votre peau sera plus unie, plus soyeuse, et son grain resserré.

Remplissez un petit bocal de plantes, fraîches ou sèches, aux vertus antiseptiques et astringentes (**souci, lavande, thym, romarin...**), couvrez **d'huile de noisette** et laissez macérer au soleil. Au bout de 15 jours, filtrez l'huile et transférez-la dans un flacon bouché.

Les plantes utilisées dans cette recette complètent l'action de l'huile de noisette : elles désinfectent et resserrent les pores. Mais si vous avez juste de l'huile de noisette à votre disposition, et rien d'autre, vous pouvez l'employer seule, le soir, sur un coton : vous verrez que le lendemain votre peau sera plus belle.

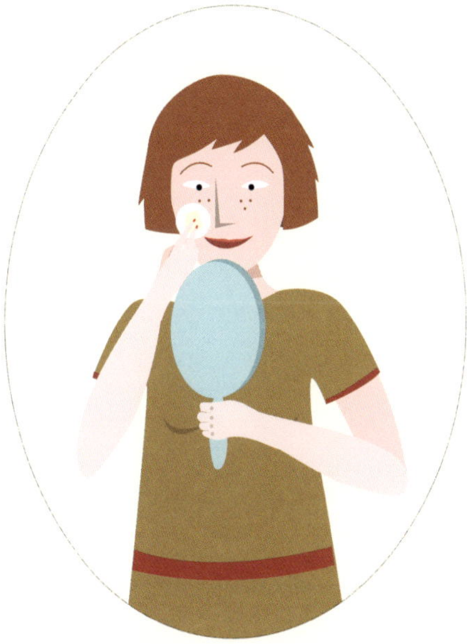

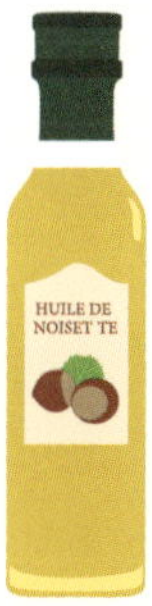

Deux masques aux noisettes et aux fruits

Ces masques sont à faire entre une et trois fois par semaine. Tartinez-vous le visage et le cou et laissez en place 30 minutes. Rincez avec de l'eau citronnée ou un tonique, au fenouil ou à la bourrache par exemple (recettes p. 17).

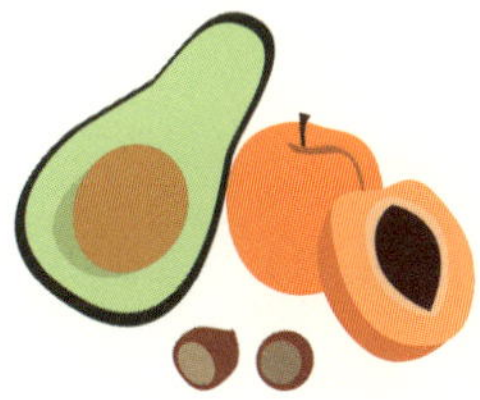

Masque à l'abricot et à la crème

Mélangez :

- **2 abricots** bien mûrs, mixés
- **1 c. à soupe de crème fraîche**
- **2 cuillerées à soupe d'huile de noisette**

Masque à l'avocat et au jaune d'œuf

- **1 jaune d'œuf**
- **1 c. à soupe d'huile de noisette**
- **un demi-avocat** en purée

Battez le jaune d'œuf avec l'huile et ajoutez l'avocat.

Et aussi... l'huile de jojoba

Le jojoba est un noisetier sauvage qui pousse dans les déserts d'Amérique du Sud. L'huile issue de ses fruits a des vertus comparables à celles de l'huile de noisette : de texture très sèche, elle équilibre de manière remarquable la sécrétion de sébum de la peau, mais aussi du cuir chevelu.

Contre les pores dilatés

L'ARGILE VERTE

L'argile est absorbante, purifiante et astringente (elle resserre les pores). C'est donc une base idéale pour les masques destinés aux peaux grasses. Vous pouvez la délayer simplement dans un peu d'eau, ou dans une infusion de sureau, ou alors la mélanger à d'autres ingrédients comme dans les recettes qui suivent.

Cinq masques pour une peau veloutée

Tartinez-vous le visage avec la préparation de votre choix, laissez agir 20 minutes et rincez avec de l'eau tiède additionnée de jus de citron, ou alors avec un tonique (recettes p. 17). On peut faire ces masques une à trois fois par semaine.

Argile et sureau noir

Associée au sureau, l'argile donne des résultats particulièrement bons sur les peaux grasses.

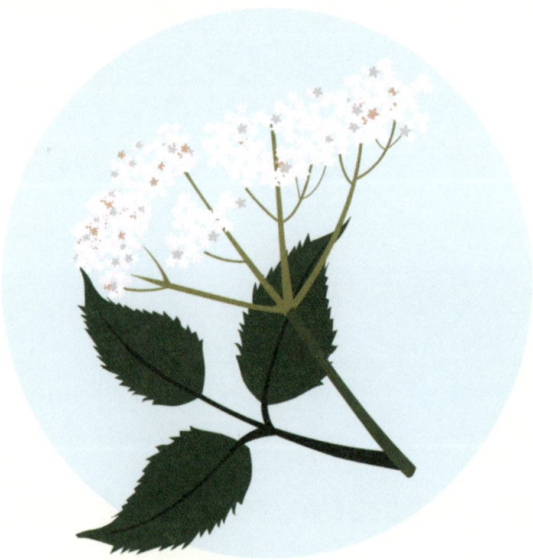

Pour ce masque, il vous faut :

- **une poignée de fleurs de sureau noir**
- **20 cl d'eau**
- **de l'argile verte en poudre**
- **2 c. à soupe d'huile d'olive**

Faites infuser les fleurs de sureau dans l'eau pendant 10 minutes. Filtrez, puis délayez de l'argile dans cette infusion. Quand le mélange prend l'aspect d'une crème onctueuse, ajoutez l'huile d'olive et remuez bien.

Argile, miel et citron

Mélangez :

- **2 c. à soupe de miel de romarin**
- **2 c. à soupe de jus de citron**
- **1 c. à café d'argile verte en poudre**

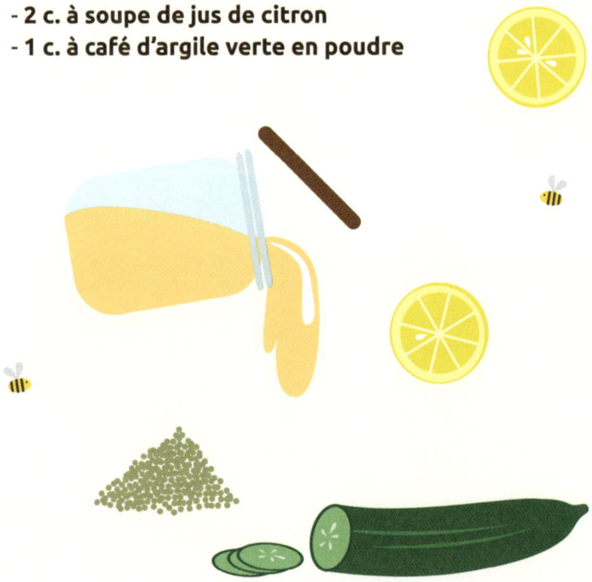

Argile, miel et concombre

- **un demi-concombre** épluché, mixé
- **2 c. à soupe de miel d'acacia**
- **1 c. à soupe d'argile verte en poudre**

Mélangez tous les ingrédients et remuez jusqu'à obtenir un mélange homogène.

Argile, citron et jaune d'œuf

- **1 jaune d'œuf**
- **2 c. à soupe de crème fraîche**
- **1 c. à soupe d'argile en poudre**
- **le jus d'un demi-citron**

Battez au fouet le jaune d'œuf et la crème, délayez l'argile dans ce mélange, puis ajoutez le citron et remuez jusqu'à obtenir une consistance homogène.

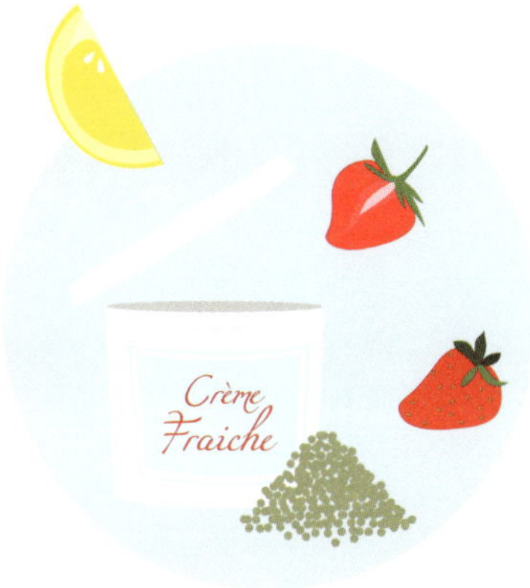

Argile, fraises et crème fraîche

Mélangez :

- **5 fraises écrasées**
- **1 c. à soupe de crème fraîche**
- **1 c. à café d'huile d'olive**
- **1 c. à café d'argile en poudre**

Quelques principes à respecter pour bien utiliser l'argile

- L'argile peut être doucement chauffée mais jamais cuite.

- Il faut impérativement jeter toute argile ayant servi.

- Les huiles essentielles ajoutées à l'argile doivent être au préalable diluées dans de l'alcool ou de l'huile d'olive.

- Ne laissez jamais l'argile se craqueler sur votre peau ; dès qu'elle sèche en surface, retirez-la, éventuellement avec du jus de citron dilué dans de l'eau minérale tiédie.

- Après chaque application (masque, cataplasme...), lavez avec un lait adoucissant, une huile ou une lotion.

Deux lotions pour rincer vos masques

Tonique aux graines de fenouil

Versez **10 cl d'eau bouillante** sur **20 g de graines de fenouil**. Laissez infuser 20 minutes avant de filtrer.

Le fenouil est astringent, adoucissant et tonifiant.
Il convient bien aux peaux grasses.

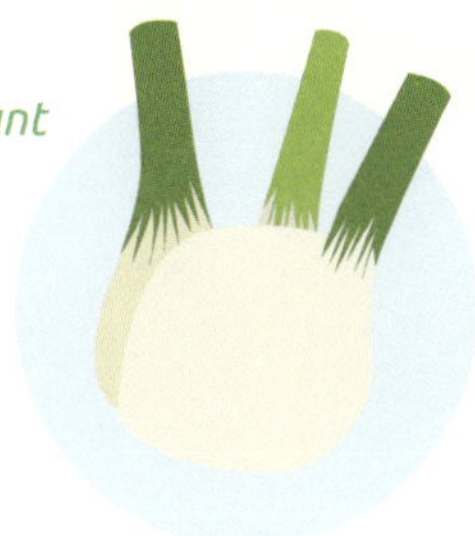

Lotion à la bourrache

Faites infuser **4 cuillerées à soupe de fleurs de bourrache** dans **un demi-litre d'eau bouillante** pendant un quart d'heure, puis filtrez.

Vous pouvez aussi, matin et soir, vous passer sur le visage un coton généreusement imbibé de cette lotion. Vous aurez la peau plus douce et moins luisante.

Et au fait, pourquoi est-ce qu'ils sont dilatés, ces pores ?

__Parce qu'ils sont bouchés, et gorgés de sébum.__ Pour arranger ça et éviter que, par dessus le marché, ils s'infectent et se transforment en comédons, __trois choses à faire : dégraisser l'épiderme, nettoyer en profondeur et resserrer les pores.__ L'argile, on vient de le voir, fait tout cela à la fois, mais si vous n'en avez pas, ou si vous voulez essayer autre chose, vous trouverez dans les pages suivantes un tas d'ingrédients naturels qui peuvent être combinés pour former des soins complets et très efficaces.

DU BLANC D'ŒUF ET DU YAOURT

Le blanc d'œuf a des effets astringents comparables à ceux de l'argile. Il est réputé pour raffermir la peau et absorber le sébum. Associé au yaourt et au miel (ou au citron), il donne des masques nourrissants et purifiants qui vous feront une très jolie peau.

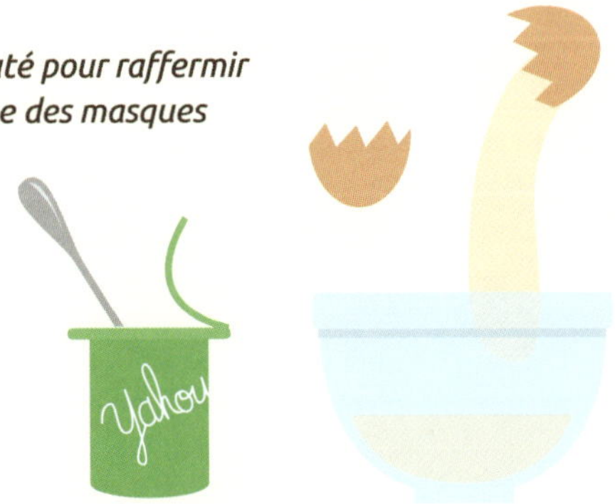

Masques blancs de blancs

Étalez ces mélanges sur votre visage et votre cou et laissez-les agir 15 à 20 minutes avant de rincer avec une eau citronnée ou un tonique.

Blancs d'œuf, yaourt et miel

- **1 c. à soupe de miel de lavande ou de thym**
- **2 c. à café de yaourt**
- **2 blancs d'œuf**

Mélangez le miel et le yaourt, ajoutez les blancs d'œuf et remuez bien.

Ce masque est aussi très efficace pour faire disparaître les petits boutons sur le front et le menton.

Blanc d'œuf, yaourt et citron

Mélangez en fouettant vigoureusement :

- **1 blanc d'œuf**
- **1 yaourt**
- **le jus d'un citron**

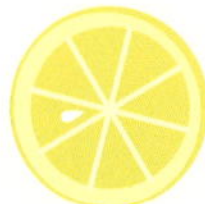

Ce masque a un effet tenseur qui profite également aux peaux fatiguées.

DU MIEL ET DU JAUNE D'ŒUF

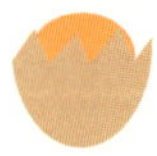

Le miel purifie l'épiderme tandis que le jaune d'œuf le nourrit. Si on leur ajoute un ingrédient tenseur et astringent (citron, farine de seigle…), on obtient un masque parfait pour améliorer l'aspect des peaux grasses et mixtes.

Masques d'or

Étalez ces masques sur votre visage en massant légèrement. Attendez 10 à 15 minutes avant de rincer.

Miel, jaune d'œuf et citron

Mélangez :

- **1 jaune d'œuf**
- **2 c. à café de miel d'acacia**
- **1 c. à café de jus de citron**

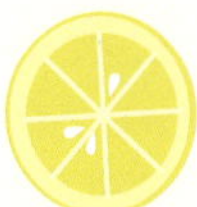

Ce masque rend la peau plus lisse et plus ferme.

Miel, jaune d'œuf et seigle

Mélangez :

- **1 jaune d'œuf**
- **1 c. à café de miel d'acacia**
- **1 c. à café de farine de seigle**

La farine de seigle est particulièrement recommandée en cas de peau grasse.

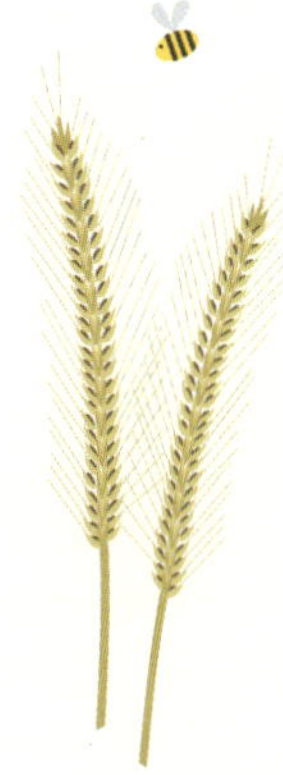

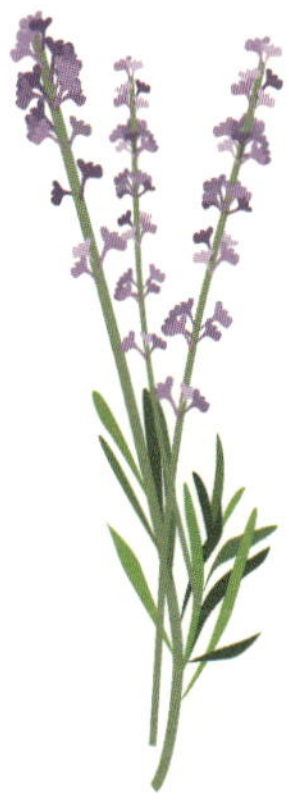

LAVANDE ET MENTHE

Lavande et menthe comptent parmi les meilleurs astringents et antiseptiques qui soient et donnent donc de très bons résultats sur les peaux grasses et les pores dilatés.

Recettes en pagaille

Masque d'été à la lavande

Mélangez soigneusement :

- **une poignée de fleurs de lavande fraîches**, mixées
- **1 c. à soupe de crème fraîche**
- **2 c. à soupe d'huile d'olive (ou de noisette)**

Enduisez-vous le visage de cette onctueuse préparation. Laissez agir un quart d'heure puis rincez avec un tonique.

Masque à la menthe et à l'œuf

Mélangez intimement :

- **une poignée de feuilles de menthe fraîches**, mixées
- **1 jaune d'œuf**
- **1 c. à soupe de crème fraîche**
- **1 c. à café d'huile d'olive (ou de noisette)**

Appliquez sur le visage et laissez agir un quart d'heure avant de rincer avec un tonique.

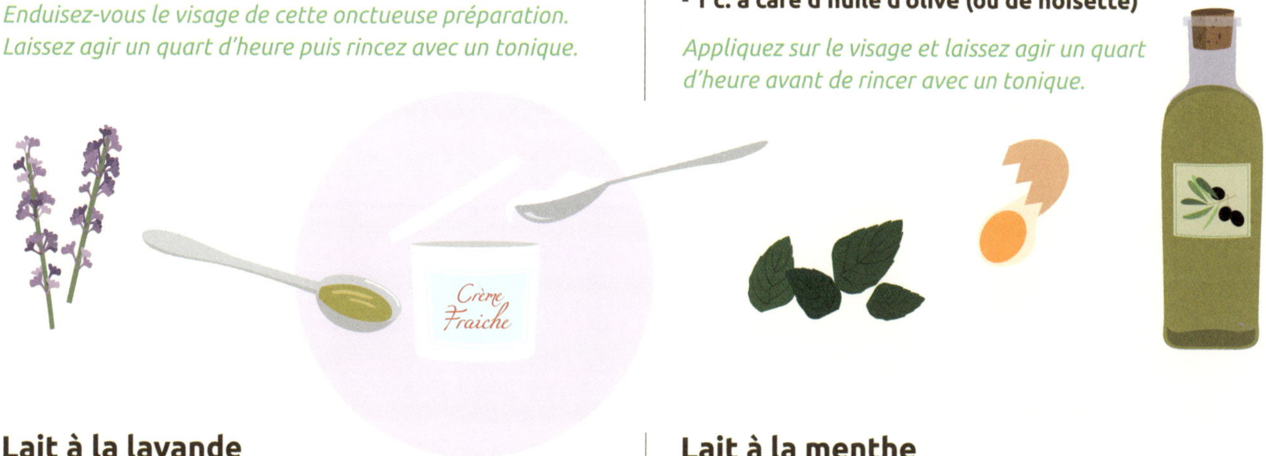

Lait à la lavande

- **50 g de fleurs de lavande fraîches**, finement mixées
- **3 c. à soupe d'huile de noisette**
- **5 c. à soupe de crème fleurette**

Mélangez les ingrédients, transvasez dans un flacon et secouez bien, jusqu'à ce que le mélange soit mousseux.

Utilisez cette émulsion comme un lait démaquillant et conservez au réfrigérateur (une semaine au maximum).

Lait à la menthe

- **une poignée de feuilles de menthe fraîches**
- **un quart de litre d'eau bouillante**
- **2 c. à soupe de lait en poudre** (bio, c'est mieux !)

Faites infuser la menthe dans l'eau bouillante, puis filtrez et laissez refroidir. Ajoutez le lait en poudre. Secouez bien. C'est prêt !

Gardez ce lait au réfrigérateur une semaine.

Crème menthe et argile

- **une poignée de feuilles de menthe fraîches**
- **1 c. à café d'argile en poudre**
- **2 c. à café d'huile d'olive**

Passez les feuilles de menthe à la centrifugeuse pour en recueillir le jus, ajoutez l'argile et l'huile et remuez énergiquement.

Appliquez en massant avant d'essuyer le surplus. Ne conservez cette crème qu'une semaine au réfrigérateur.

Tonique à la menthe

Versez **un demi-litre d'eau bouillante** sur **une bonne poignée de feuilles de menthe sèches**. Laissez infuser 20 minutes puis filtrez.

Utilisez comme tonique pour rincer vos masques ou après vos laits de toilette.

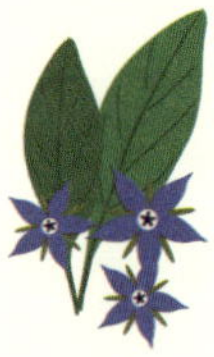

Encore des recettes pour un beau grain de peau

Masques

Le plus facile

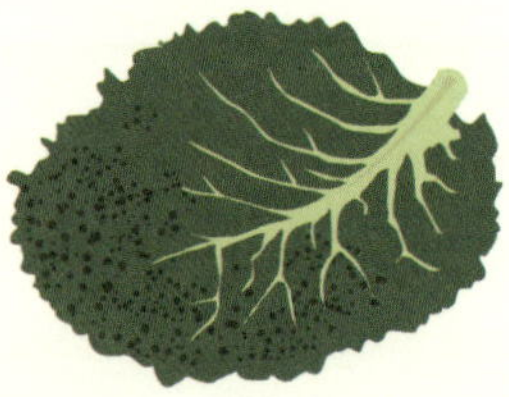

Il suffit de hacher, au choix :
un avocat
ou **un citron** pelé
ou **du chou**
dans **un demi-verre d'huile d'olive**.

Appliquez le mélange en masque. Jour après jour, vous pouvez bien sûr alterner les trois recettes. Massez avec vos doigts. Attendez quelques minutes. Rincez avec un tonique. C'est tout !

À la bourrache

Écrasez **des feuilles de bourrache** avec un rouleau à pâtisserie et étalez-les sur votre visage.

Laissez agir 20 minutes avant de rincer.

Évitez cette recette si vous avez la peau sensible, car les "poils" de la bourrache peuvent être irritants. Dans ce cas, utilisez plutôt **une infusion de bourrache (1 poignée de fleurs et de feuilles fraîches, ou 20 g si elles sont sèches**, infusées 10 minutes dans **un demi-litre d'eau** puis filtrées dans un linge), mélangée à **de l'argile verte**.

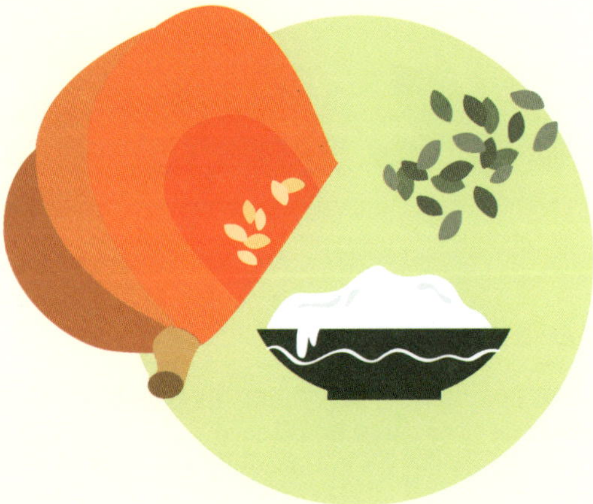

Aux graines de cucurbitacées

Écrasez au pilon **3 cuillerées à soupe de graines sèches de courge** (ou de citrouille, de melon, de courgette, de concombre…), puis mélangez-les avec **un petit pot de crème fraîche**.

Étalez en couche bien épaisse sur votre visage et votre cou et restez ainsi une demi-heure. Rincez avec un tonique ou de l'eau citronnée. Vous aurez la peau plus nette, plus fine.

Laits de toilette

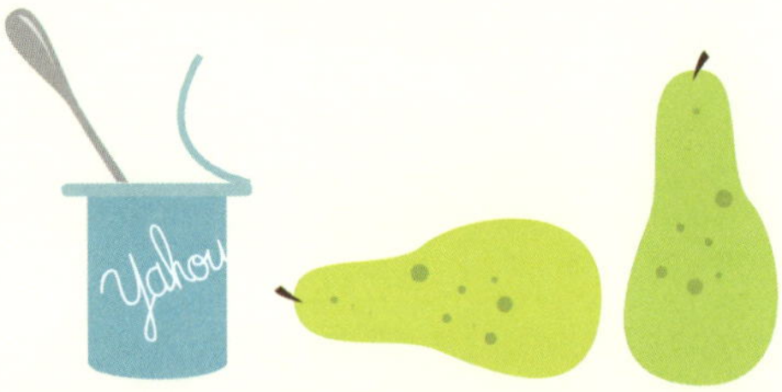

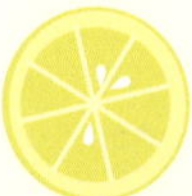

Poire, yaourt et citron

Épluchez **1 poire** bien mûre puis passez-la au mixeur. Ajoutez **1 yaourt nature** et **le jus d'un demi-citron**. Secouez vigoureusement puis mettez dans un flacon de verre.

Utilisez ce lait, légèrement granuleux, pour vous démaquiller ou simplement nettoyer votre visage, puis rincer avec un tonique. Conservez la préparation au réfrigérateur (pas plus de 8 jours). Les poires contiennent des tanins, à l'effet tonifiant et astringent.

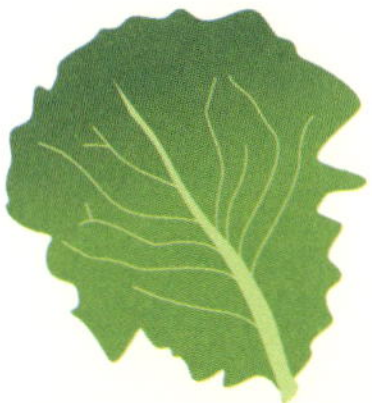

Lait de laitue

La laitue a une action régulatrice sur la sécrétion de sébum ; elle est aussi cicatrisante : idéale donc en cas de boutons ou d'irritations. Pour réaliser ce lait, il vous faut :

- **une bonne poignée de feuilles fraîches de laitue**
- **un demi-litre d'eau**
- **2 c. à soupe de lait en poudre**

Faites bouillir la laitue dans l'eau pendant 10 minutes. Filtrez, ajoutez le lait en poudre et secouez.

Appliquez sur les zones médianes du visage (front, nez, menton), puis passez un coton imbibé d'un mélange d'eau tiède et de jus de citron.

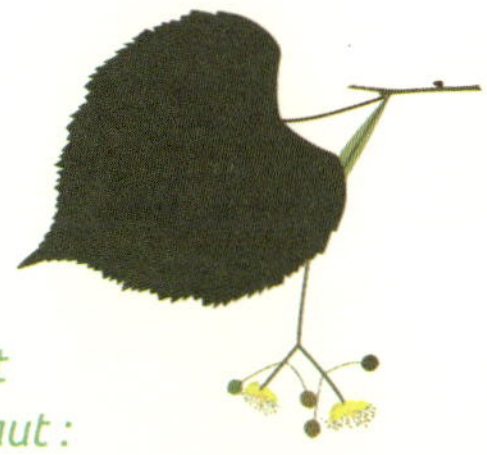

Lait verveine-tilleul

La verveine a des propriétés purifiantes et astringentes, le tilleul est adoucissant et anti-âge. Pour cette recette, il vous faut :

- **2 c. à soupe de verveine**
- **2 c. à soupe de tilleul**
- **un quart de litre d'eau**
- **3 c. à soupe de lait en poudre**

Faites bouillir les plantes dans l'eau pendant 10 minutes. Filtrez et ajoutez le lait en poudre. Mettez en flacon et agitez le mélange jusqu'à ce qu'il devienne homogène.

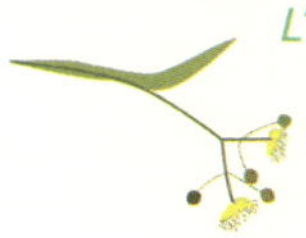

L'infusion seule peut être utilisée comme lotion démaquillante.

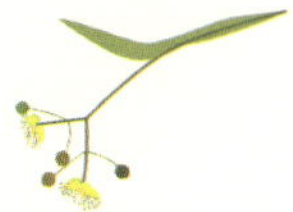

Crèmes

Appliquez l'une de ces préparations tous les soirs sur votre visage, comme une crème de nuit.

Crème au concombre et au citron

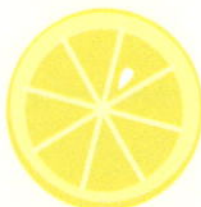

- **1 concombre** épluché, épépiné, mixé
- **10 g de vaseline**
- **2 c. à soupe d'huile d'olive**
- **3 gouttes d'huile essentielle de citron***

Filtrez la pulpe de concombre pour en recueillir le jus et faites bouillir ce jus pendant 2 minutes. Faites ensuite fondre au bain-marie la vaseline dans l'huile d'olive, ajoutez-y le jus bouilli et l'huile essentielle de citron. Remuez jusqu'à complet refroidissement.

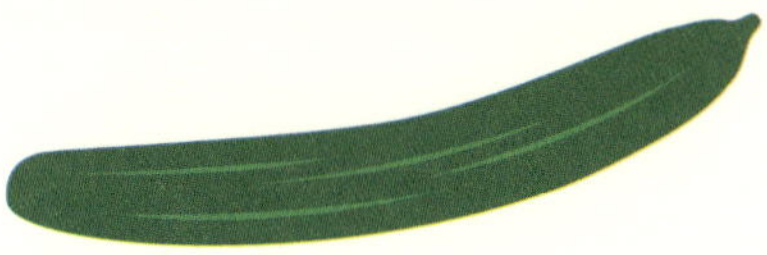

Crème matifiante au romarin

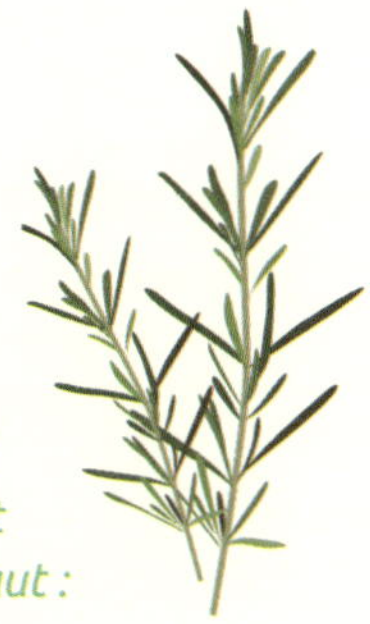

Le romarin resserre les pores de la peau et lutte contre l'excès de sébum. C'est à la fois un excellent désinfectant et un cicatrisant. Il est également réputé pour éclaircir le teint et éviter l'apparition de taches brunes. Il vous faut :

- **40 g de cire d'abeille**
- **10 cl d'huile d'olive**
- **5 gouttes d'huile essentielle de romarin**

Faites fondre la cire dans l'huile d'olive au bain-marie, puis retirez du feu et ajoutez l'huile essentielle de romarin. Remuez jusqu'à ce que le mélange soit complètement froid.

Mes recettes à moi :

Contre les points noirs

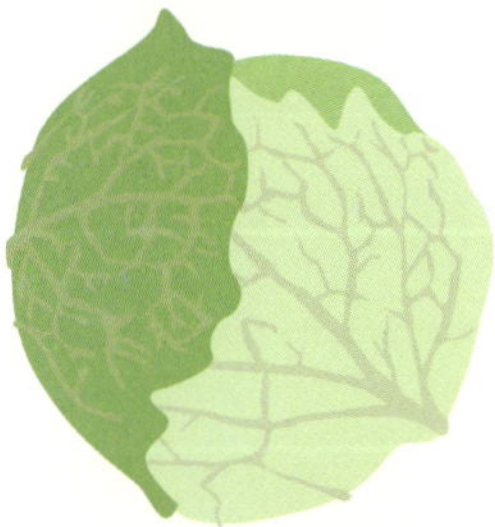

DU CHOU

ça sent le soufre !

À en croire son utilisation millénaire et de nombreuses études scientifiques, le chou serait LE légume de la peau : cicatrisant, tonifiant, assainissant… Bien entendu, il faut avoir le courage de l'utiliser, car il dégage une odeur bien particulière… Mais c'est notamment sa richesse en soufre, à l'origine de ces effluves désagréables, qui en fait un remède imparable contre l'acné, antibactérien et capable de rééquilibrer la sécrétion de sébum. La recette qui suit est d'une efficacité diabolique contre les points noirs et les boutons.

La meilleure recette

Ce masque est à faire une fois par semaine. Attention ! Avant de le préparer, vérifiez que vous n'êtes pas allergique au chou en appliquant un morceau de feuille écrasée sur votre avant-bras. Si vous n'observez pas de réaction dans les 24 heures qui suivent, c'est bon !

Mélangez :

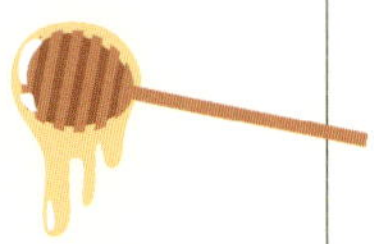

- **2 feuilles de chou** finement mixées
- **1 c. à soupe de crème fraîche**
- **1 c. à soupe de miel de romarin**
- **1 c. à soupe d'huile d'olive**

Étalez en couche épaisse sur votre visage et gardez 20 minutes. Rincez avec une eau fortement citronnée et n'hésitez pas à appliquer juste après une crème parfumée (à la lavande par exemple, recette page suivante) !

Mais d'abord, d'où est-ce qu'ils sortent, ces points noirs ?

Le sébum sécrété en excès par les peaux grasses finit souvent par boucher le canal par lequel il est censé s'écouler. Il se forme alors un amas de déchets qui élargit le pore et dont l'extrémité s'oxyde au contact de l'air : c'est le point noir. Pour s'en débarrasser et éviter qu'ils ne se transforment en boutons d'acné, il faut désincruster la peau, la purifier, puis veiller à son équilibre.

DU POIREAU en lait de toilette

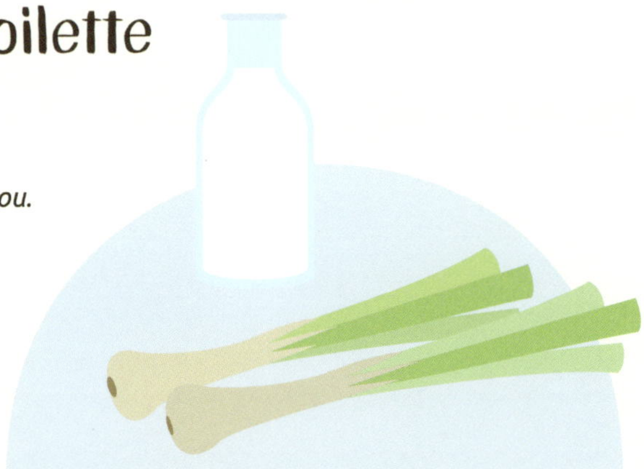

Également riche en soufre (et également doté d'un parfum délicat !), le poireau est presque aussi redoutable contre les points noirs que le chou.

Mélangez :

- **le jus de 2 poireaux** (exprimé à la centrifugeuse)
- **un demi-litre de lait demi-écrémé**

Utilisez ce lait pour nettoyer votre visage et employez ensuite un tonique pour en faire disparaître l'odeur peu agréable.

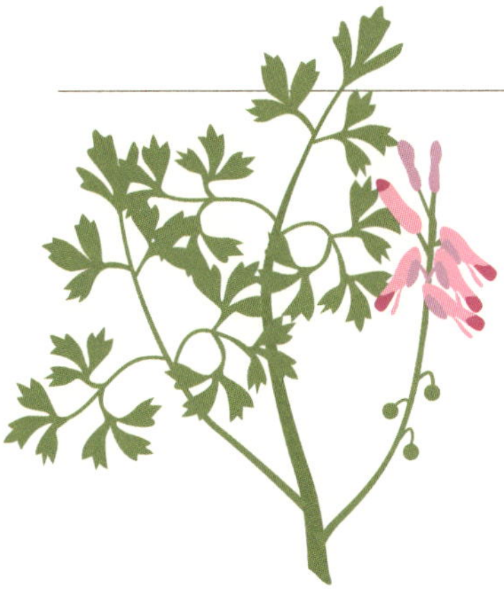

ET ENCORE...

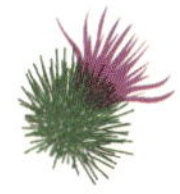

Un vinaigre de plantes

- **1 c. à soupe de fumeterre**
- **1 c. à soupe de bourrache**
- **1 c. à soupe de racine de bardane**
- **un quart de litre d'eau froide**
- **une pincée de sel**
- **2 c. à soupe de vinaigre de cidre**

Plongez les plantes dans l'eau froide, faites chauffer et laissez bouillir 2 minutes. Attendez que la décoction ait refroidi et filtrez-la. Ajoutez ensuite le sel et le vinaigre.

Secouez vivement la préparation avant chaque utilisation. Appliquez avec un coton et laissez sécher avant de mettre votre crème habituelle.

Les indispensables

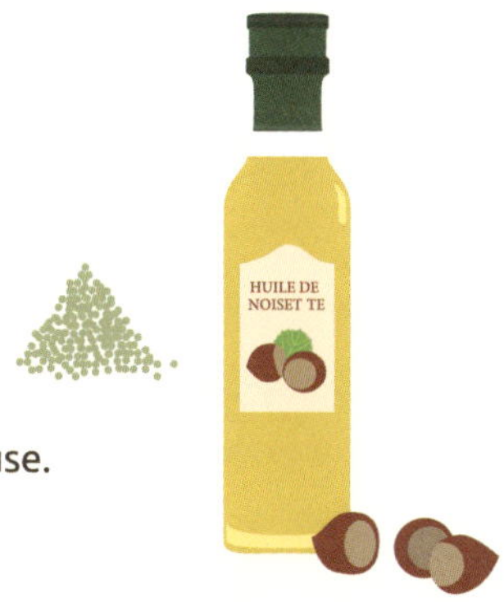

Masque désincrustant à l'argile et à l'huile de noisette

- **1 c. à soupe d'huile de noisette**
- **4 c. à soupe d'argile verte en poudre**

Versez l'huile sur l'argile et délayez dans **de l'eau tiède** jusqu'à obtenir une pâte onctueuse.

Appliquez sur votre visage et laissez agir 10 minutes avant de rincer.

Des crèmes

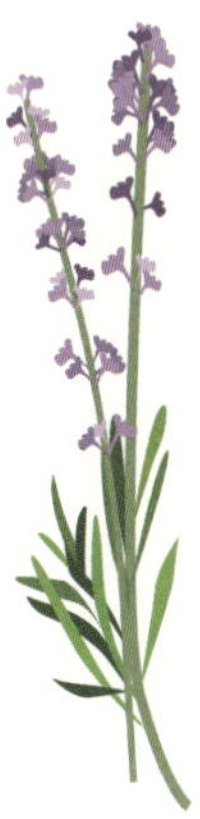

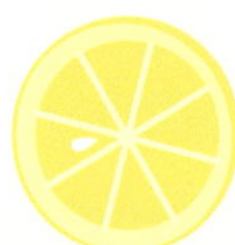

Une fois ces crèmes refroidies, mettez-les en pot de verre et utilisez-les le soir comme crème de nuit, après avoir nettoyé votre visage.

Crème à la lavande

- **50 g de cire d'abeille**
- **100 ml d'huile d'olive**
- **10 gouttes d'huile essentielle de lavande**

Au bain-marie, faites fondre la cire dans l'huile, puis retirez du feu et ajoutez la lavande. Remuez jusqu'à ce que la crème ait complètement refroidi.

Crème au citron et au beurre de karité

- **le jus d'un citron**, filtré avec un linge fin
- **10 g de beurre de karité**
- **1 c. à soupe d'huile d'olive**

Au bain-marie, faites fondre le beurre de karité dans l'huile d'olive, puis ôtez du feu et ajoutez le jus de citron, en remuant jusqu'à ce que la crème soit froide.

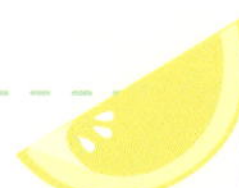

Comment extraire un point noir ?

Il faut le faire avec des mains propres, sur un visage propre, éventuellement rincé avec une infusion de millepertuis. On appuie entre les deux index, sans mettre les ongles ni écraser la peau. Une fois l'opération terminée, il est bon de nettoyer à nouveau avec du jus de citron ou bien de procéder à une fumigation de camomille ou de lavande (recettes p. 12) pour éviter que les bactéries ne se développent dans le pore concerné.

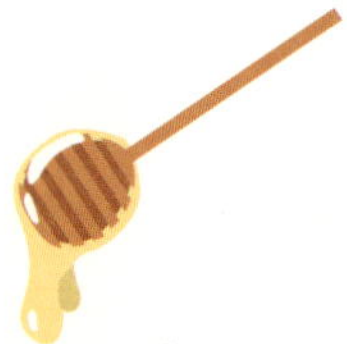

Contre les boutons *de la douceur !*

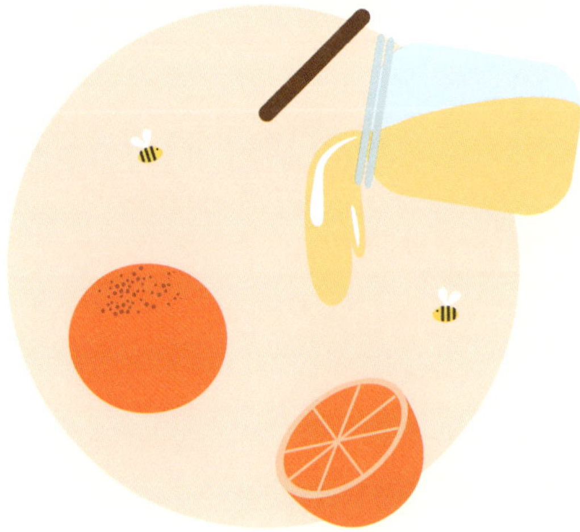

DU MIEL

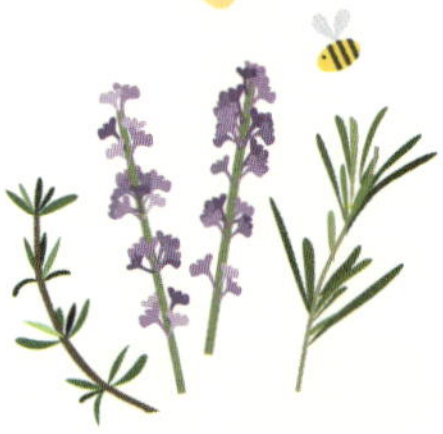

Le miel possède des vertus désinfectantes et cicatrisantes sans pareil qui l'ont fait employer pendant des siècles pour guérir blessures et brûlures, et qui le rendent particulièrement indiqué en cas de boutons d'acné. Choisissez un miel de lavande, de thym ou de romarin pour son action antiseptique encore plus remarquable.

Deux soins express

Miel et muscade

Mélangez **1 cuillerée à café de noix de muscade en poudre** et **1 cuillerée à café de miel.**

Appliquez cette pâte sur les boutons, laissez poser 20 minutes, puis rincez à l'eau citronnée.

Orange et miel

Mélangez **2 cuillerées à soupe de jus d'orange fraîchement pressé** et **2 cuillerées à soupe de miel**.

Appliquez sur les boutons et laissez agir 5 minutes, puis rincez avec un tonique, à la girofle par exemple *(recette page suivante)*

DU VERT

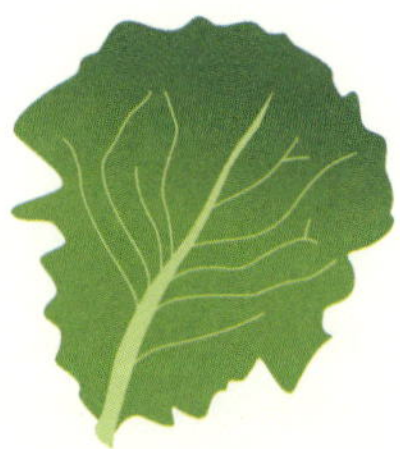

Décoction de laitue

Préparez une décoction de feuilles de laitue en faisant simplement bouillir **quelques feuilles** dans de l'eau.

Appliquez matin et soir. Les boutons cicatriseront plus vite. La laitue aide aussi à régulariser la sécrétion de sébum.

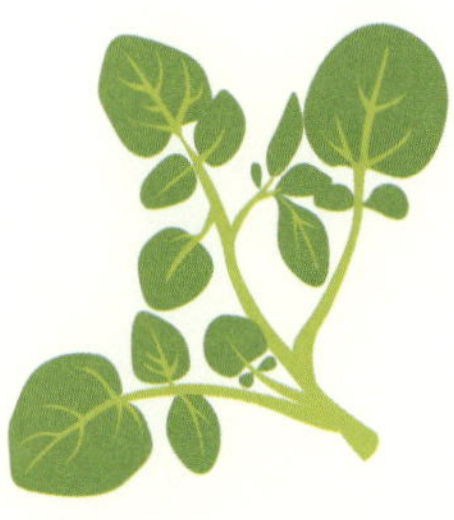

Jus de cresson anti-boutons

Mixez du **cresson** pour en recueillir le jus.

Utilisez en lotion pour faire disparaître les imperfections cutanées.

D'où est-ce qu'ils viennent, ces boutons ?

Les boutons d'acné sont dus à une inflammation de la glande sébacée causée par une bactérie qui prospère dans certaines conditions : variations hormonales, stress, fatigue. Cette bactérie se nourrit de sébum.Pour retrouver une peau lisse et unie, il faut donc faire diminuer la sécrétion de sébum (avec de l'huile de noisette ou de jojoba, de la laitue, du chou…) et traiter les boutons avec des soins non seulement antibactériens, mais aussi cicatrisants et hydratants.

Du côté de votre assiette, sachez qu'un régime sans produits laitiers peut être très efficace contre l'acné. Et pour éviter les pics d'insuline qui augmentent la sécrétion de sébum et peuvent être à l'origine d'états inflammatoires, fuyez tous les ingrédients à index glycémique (IG) élevé : pâtes et riz blanc trop cuits, carottes cuites et tous les aliments raffinés ou industriels : farines blanches (et pain de mie), sucre blanc, plats cuisinés…

DE LA TOMATE

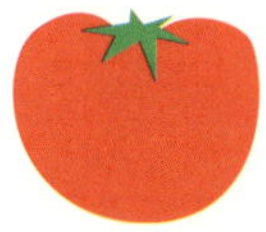

Riche en vitamine A, B et C, la tomate est nourrissante, désinfectante, astringente et adoucissante, donc excellente contre l'acné. Et en plus, elle donne bonne mine et prévient les rides !

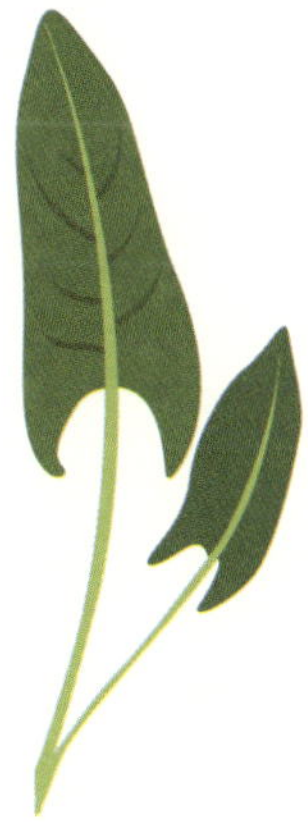

Deux recettes rouges et vertes

Masque peau nette

- **1 tomate** ébouillantée, épluchée, épépinée, mixée
- **1 c. à soupe de jus de citron**
- **1 c. à soupe de crème fraîche**
- **1 cuillerée à soupe d'argile verte en poudre**

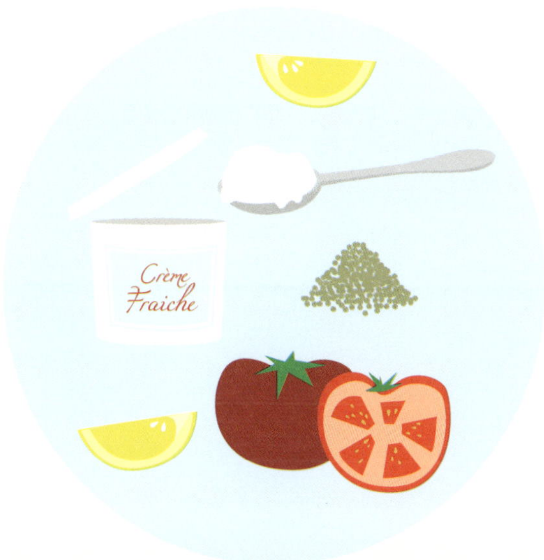

Mélangez tous les ingrédients jusqu'à ce que la préparation soit parfaitement homogène.

Appliquez sur le visage en couche épaisse et laissez agir un quart d'heure avant de rincer.

Tomate et oseille

L'oseille est cicatrisante et astringente, et son jus assainit les peaux grasses.

Tamponnez-vous le visage un jour sur deux avec **une rondelle de tomate**, et un jour sur deux avec **des feuilles d'oseille** écrasées au pilon.

Que manger contre l'acné ?

- Choisissez des aliments à IG bas : céréales non raffinées (quinoa, sarrasin, petit épautre, riz complet…), légumes crus et fruits crus (fruits rouges en particulier : fraises, framboises, myrtilles groseilles… ; ils contiennent en plus des substances très bénéfiques pour la peau).

- Mangez du poisson, et surtout des petits poissons… gras ! (sardine, maquereau…). Ils constituent une excellente source de bons acides gras oméga 3, aux effets anti-inflammatoires.

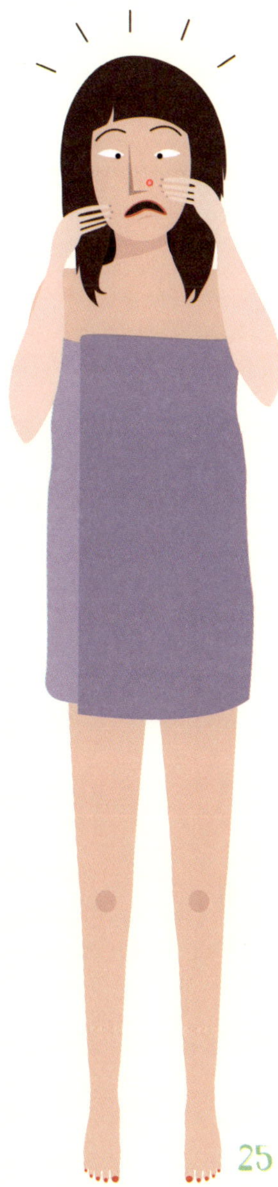

Pour rincer vos masques

Tonique à la girofle

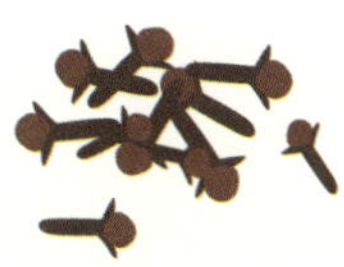

Les clous de girofle contiennent une huile essentielle fortement bactéricide, d'où l'efficacité de cette lotion.

Faites bouillir **10 clous de girofle** dans **30 cl d'eau** pendant une demi-heure. Filtrez, laissez refroidir, puis ajoutez **le jus d'un demi-citron**.

Passez-vous cette lotion avec un coton le soir, suivie d'un peu d'huile de noisette en massage pour nourrir la peau.

ET ENCORE...

Deux recettes purifiantes aux fleurs des champs

Masque à la fumeterre

La fumeterre fleurit de mai à juillet dans les jardins et au bord des chemins. Pour réaliser ce masque, il vous faut :

- **une poignée de fumeterre fraîche**
- **10 cl d'eau**
- **de la farine**

Écrasez les plantes dans un bol à l'aide d'un pilon, puis versez l'eau et filtrez le tout à travers un linge fin. Ajoutez de la farine jusqu'à obtention d'une pâte épaisse.

Appliquez sur le visage et attendez que le masque sèche avant de rincer avec de l'eau tiède additionnée de jus de citron. Renouvelez deux jours plus tard si nécessaire.

Pour renforcer l'effet purifiant de ce masque, vous pouvez mélanger à parts égales fumeterre et achillée millefeuille.

Le vinaigre de plantes à la fumeterre, bardane et bourrache, qui fait disparaître les points noirs (recette p. 23), est aussi très efficace contre les boutons.

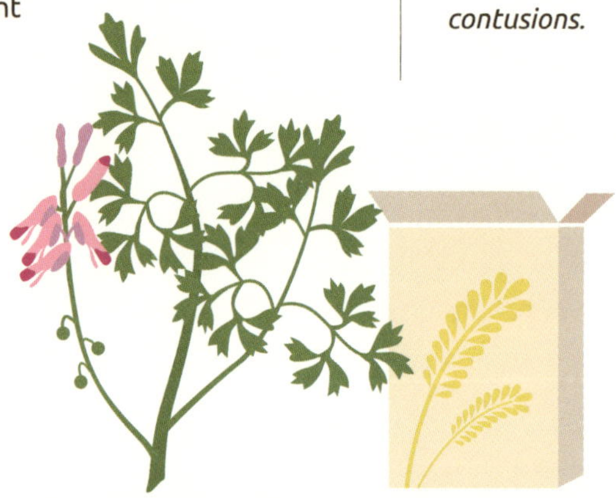

Lotion aux coucous

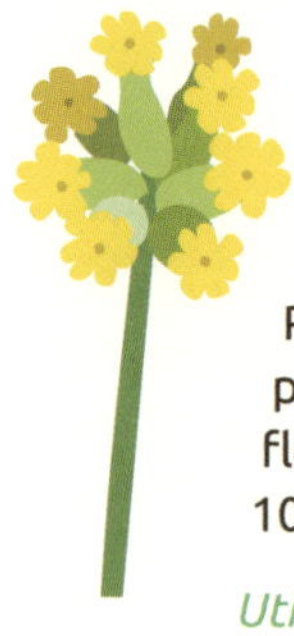

Le coucou, c'est la primevère officinale (*Primula officinalis*), cette petite fleur jaune que l'on remarque sur le bord des routes à chaque printemps. Récoltez-en **une poignée** (profitez-en pour faire un bouquet !), et versez sur les fleurs **10 cl d'eau bouillante**. Laissez infuser 10 minutes, puis filtrez.

Utilisez cette lotion chaque soir pour nettoyer votre visage.

Le coucou est aussi employé pour atténuer les taches brunes qui apparaissent avec l'âge, et pour soigner les contusions.

Attention cependant aux allergies si vous mettez directement la fleur de coucou en contact avec votre peau : elle est parfois redoutable, donnant, dans le cas d'une allergie, des douleurs cuisantes et des démangeaisons.

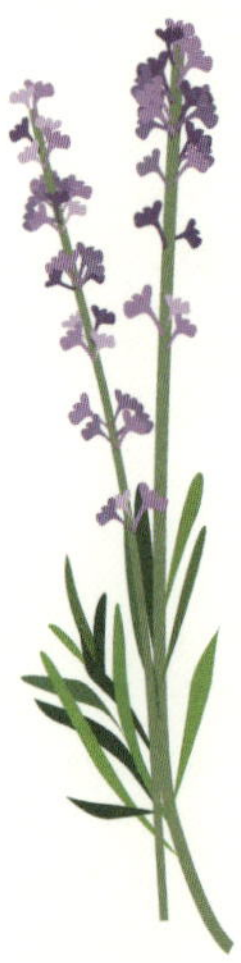

Une huile parfumée anti-boutons

En cas de petits boutons, massez votre visage le soir avec cette huile à la lavande.

Il suffit d'ajouter **10 gouttes d'huile essentielle de lavande** à **10 cl d'huile d'olive**. Secouez le flacon.

Vous pouvez remplacer la lavande par **5 gouttes d'huile essentielle de romarin**.

Appliquez cette huile après le nettoyage quotidien du soir, en mettant quelques gouttes sur le bout de vos doigts. Massez le visage et le cou. Faites bien pénétrer. S'il reste un film gras, vous pouvez passer un coton pour enlever le surplus. En deux ou trois jours, vous aurez à nouveau une peau nette.

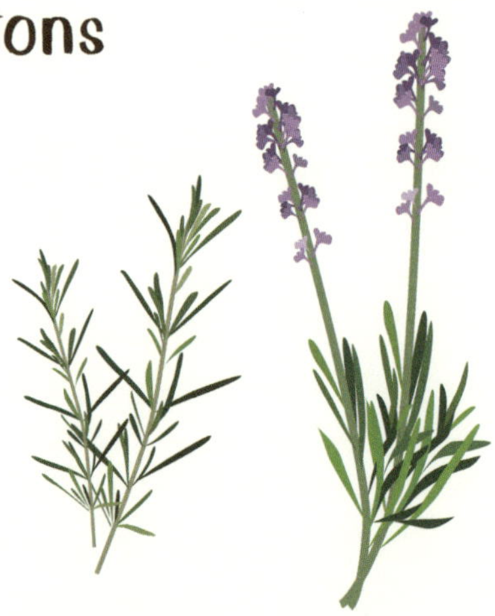

Deux crèmes de nuit douces (mais sans pitié)

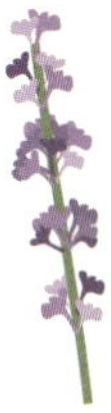

Crème équilibrante à la lavande et à la bardane

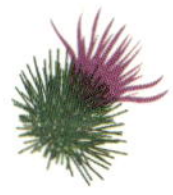

- **1 c. à café de fleurs de lavande**
- **1 c. à café de racine de bardane**
- **10 cl d'eau minérale**
- **30 g de cire d'abeille**
- **20 cl d'huile d'amande douce**

Mettez les plantes dans l'eau, faites chauffer et laissez bouillir 5 minutes, puis laissez infuser une heure avant de filtrer. Dans une casserole au bain-marie, faites ensuite fondre la cire dans l'huile. Lorsqu'elle est totalement fondue, ajoutez votre tisane de lavande et bardane. Laissez cuire à feu très doux jusqu'à ce que toute l'eau soit évaporée, puis mettez la crème dans un pot en verre à garder dans un endroit sombre et frais.

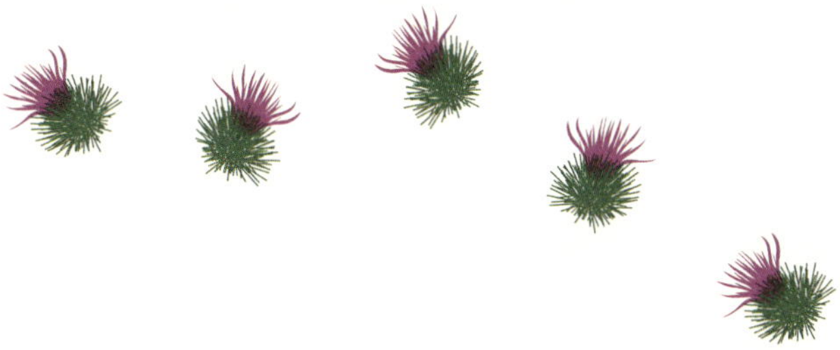

Crème purifiante aux huiles essentielles

- **20 g de cire d'abeille**
- **10 cl d'huile d'olive**
- **10 gouttes d'huile essentielle, au choix, de lavande, de citron* ou d'arbre à thé**

Au bain-marie, faites fondre la cire dans l'huile d'olive, puis, hors du feu, ajoutez en remuant l'huile essentielle de votre choix (elles sont toutes les trois très intéressantes pour purifier l'épiderme).

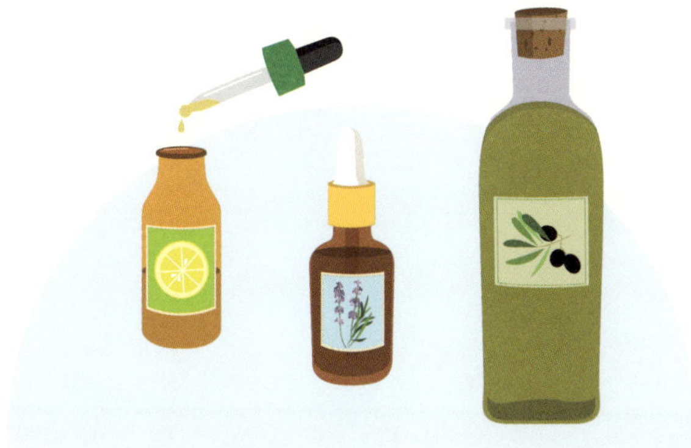

Mes recettes à moi contre les boutons, les points noirs, les pores dilatés ou la peau qui brille :

J'AI LA PEAU SÈCHE

Votre peau est fine et délicate... mais ce n'est pas un cadeau ! Il suffit d'un rien – un vent froid, de l'eau trop calcaire – pour qu'elle se dessèche, se mette à tirer, à rougir... Voici quelques recettes, aussi appétissantes qu'efficaces, qui devraient lui rendre souplesse et beauté et lui éviter de vieillir en accéléré.

Petits conseils pour peaux sensibles

- **Nettoyez votre visage matin et soir avec un lait et un tonique**, et évitez absolument le savon et l'eau du robinet (c'est encore pire si elle est chaude).

- **Matin et soir aussi, prenez le temps d'appliquer une crème sur votre visage et votre cou** : c'est indispensable pour restaurer le film hydrolipidique de la peau et la préserver des irritations et du vieillissement précoce.

- **Une à deux fois par semaine, concoctez-vous un masque nourrissant et revitalisant**, plein de vitamines A, B et E, d'oligo-éléments et de bons acides gras.

- S'il vous reste un fond de masque non utilisé (et comestible, bien sûr), mangez-le ! Et buvez beaucoup d'eau, pour **nourrir et hydrater votre peau de l'intérieur.**

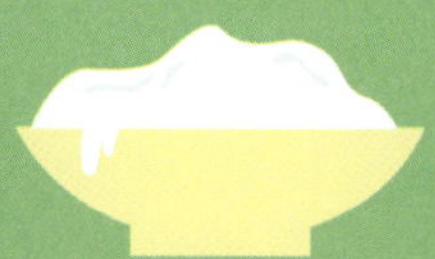

Les ingrédients-clés

▶ **l'huile d'amande douce et l'huile de germe de blé**
(première pression à froid)
hydratantes, nourrissantes et apaisantes,
bien tolérées par les peaux sensibles

▶ **l'avocat et l'huile d'avocat**
hydratants, nourrissants, purifiants, régénérants

▶ **l'avoine**, adoucissante et hydratante

▶ **la camomille**
émolliente et régénérante, anti-inflammatoire

▶ **l'huile essentielle de géranium rosat**
cicatrisante, assouplissante et adoucissante

▶ **le concombre**, apaisant et hydratant

▶ **les fruits (agrumes, fruits rouges)**
nourrissants, purifiants et revitalisants (effet *peeling*)

▶ **le miel**
apaisant, nourrissant, purifiant, reconstituant

▶ **le lait entier, la crème fraîche, le yaourt...**
calmants, hydratants, adoucissants

▶ **le jaune d'œuf**, nourrissant

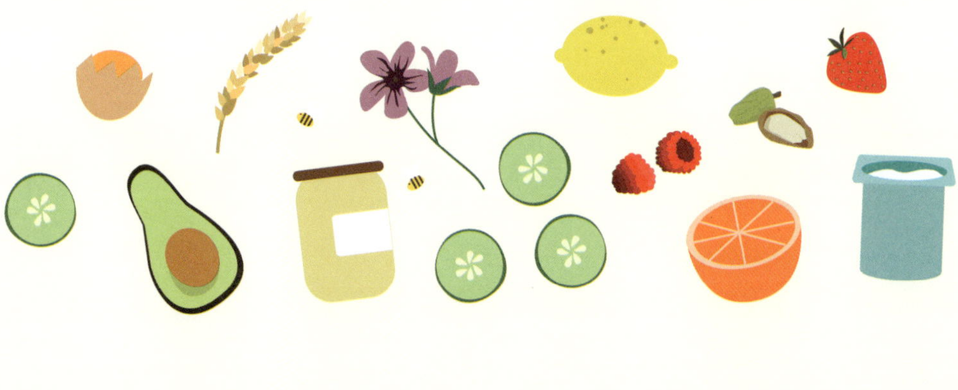

DE L'AVOCAT

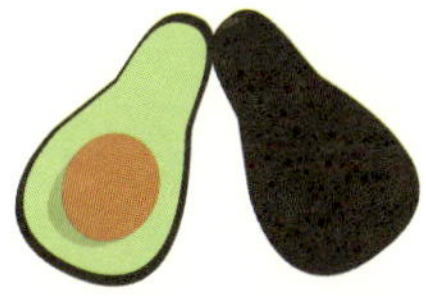

En Amérique du Sud, au temps des Incas, on employait la chair de l'avocat comme une crème protectrice contre le vent asséchant des hauts plateaux. Riche en acides gras mono-insaturés, il apporte aussi quantité de vitamine E et B, ainsi que du potassium et du magnésium. Son huile, qui régénère et assouplit l'épiderme, est utilisée contre le dessèchement cutané, mais aussi pour prévenir les vergetures ou les rides.

Trois masques ultra-nourrissants

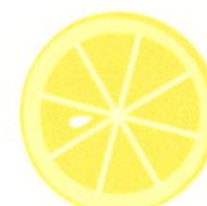

Ces masques sont à faire entre une et trois fois par semaine. Choisissez des avocats bien mûrs. Rincez avec de l'eau de rose ou de l'eau minérale additionnée de jus de citron.

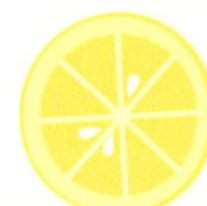

Avocat et huile d'olive

Écrasez la pulpe **d'un avocat**, ajoutez **2 cuillerées à soupe d'huile d'olive** et mélangez bien.

Appliquez en couche régulière sur le visage et sur le cou. Laissez agir 10 minutes avant de rincer.

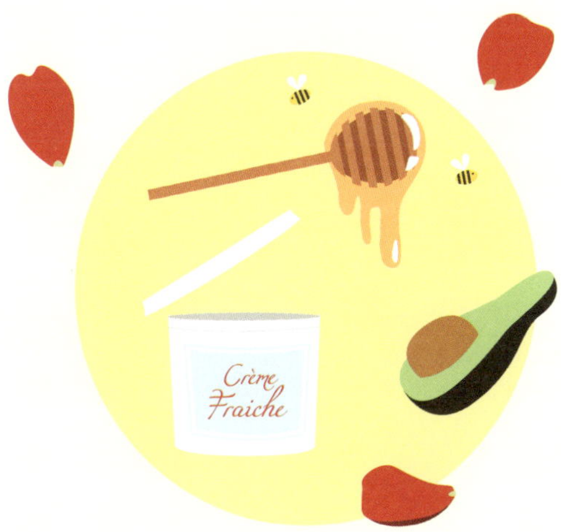

Avocat, miel, crème fraîche et eau de rose

Ce masque est aussi purifiant et adoucissant.

- **la chair d'un quart d'avocat**, écrasée
- **1 c. à soupe de miel d'acacia**
- **1 c. à soupe de crème fraîche**
- **1 c. à café d'eau de rose** (ou de jus de citron)

Mélangez bien le tout.

Appliquez en couche épaisse sur le visage et le cou. Laissez agir 20 minutes avant de rincer.

Avocat, citron, crème fraîche

L'effet revitalisant de ce masque est renforcé par les vertus purifiantes et antioxydantes du citron.

Il vous faut :

- **la chair d'un demi-avocat**
- **le jus d'un demi-citron**
- **2 c. à soupe de crème fraîche**

Réduisez l'avocat en purée, ajoutez le jus de citron, puis incorporez la crème et mélangez soigneusement.

Étalez sur votre visage et votre cou et attendez 15 à 20 minutes avant rincer.

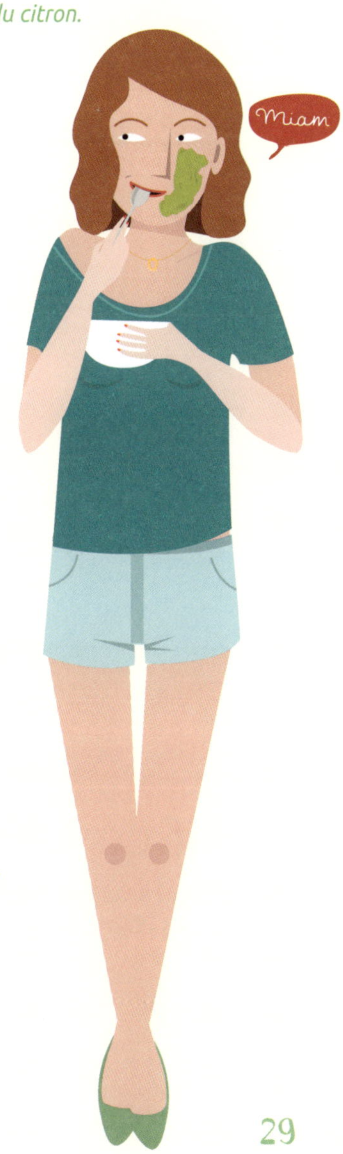

Ça se mange !

Mixez un avocat avec le jus d'un demi-citron, 1 c. à soupe de miel et 1 c. à soupe de crème fraîche : vous obtenez un masque idéal pour les peaux sèches ou… un délicieux dessert du Brésil, où l'avocat se déguste sucré. Mettez 1 h au frais, parsemez d'éclats de noix du Brésil grillées, et régalez-vous !

quand ça picote

DU MIEL ET DU LAIT

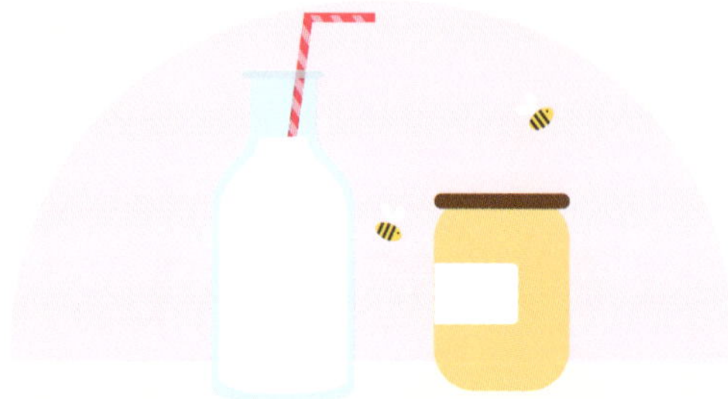

Bourré de vitamines, de minéraux et d'oligo-éléments, le miel a sur la peau un pouvoir apaisant et régénérant. Le lait, lui aussi, regorge d'éléments nutritifs, et il contient en plus des acides gras essentiels, ce qui en fait un hydratant très efficace, nourrissant et protecteur. Combinés, en masque ou en lait de toilette, miel et lait nettoient la peau en douceur et préviennent (ou calment) les irritations.

Trois masques tout doux

Étalez ces masques en couche épaisse sur votre visage et votre cou et laissez-les agir 20 minutes. Ils sont un peu "collants" ; pour les rincer, faites tiédir de l'eau minérale à laquelle vous ajoutez le jus d'un demi-citron.

Miel, crème, jaune d'œuf et géranium

Hydratant et apaisant

- **1 c. à soupe de crème fraîche**
- **2 jaunes d'œuf**
- **1 c. à soupe de miel d'acacia ou d'oranger**
- **5 gouttes d'H.E. de géranium rosat**

Battez d'abord les jaunes avec la crème, puis ajoutez le miel et le géranium. Continuez à battre jusqu'à obtenir un mélange homogène.

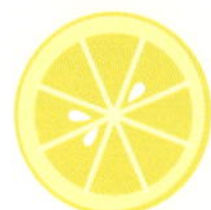

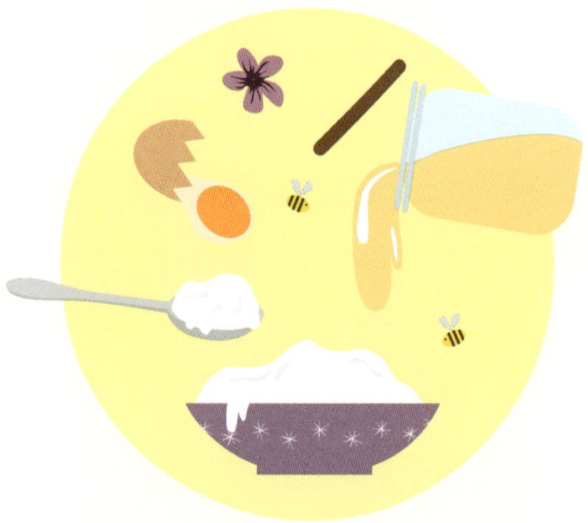

Miel, fromage blanc, citron

Hydratant, désinfectant et tonifiant

- **2 c. à soupe de miel de thym ou de romarin**
- **2 c. à soupe de fromage blanc** à 40 % de MG
- **2 c. à soupe de jus de citron**

Mélangez bien tous les ingrédients.

Miel, lait, farine, huile d'olive

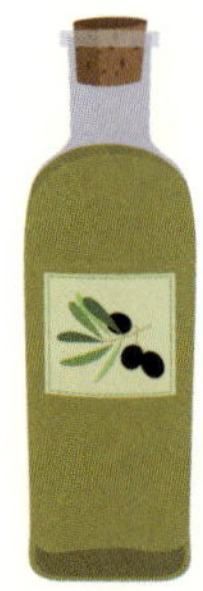

Hydratant, purifiant et protecteur

- **1 c. à soupe de miel d'acacia**
- **1 demi-verre de lait chaud**
- **4 c. à soupe de farine de froment**
- **1 c. à soupe d'huile d'olive**

Faites fondre le miel dans le lait chaud, puis ajoutez la farine et mélangez jusqu'à ce qu'il n'y ait plus de grumeaux. Terminez par l'huile d'olive. Mélangez bien.

Lait de toilette au miel

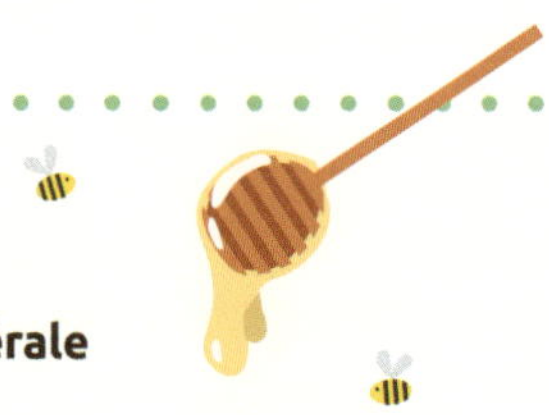

Mélangez **1 cuillerée à soupe de miel d'acacia** avec **20 cl d'eau minérale** et **20 cl de lait demi-écrémé**. Versez dans un flacon et secouez.

Le miel est à la fois bactéricide et nourrissant, donc tout indiqué pour ce genre de préparation. Conservez ce lait au réfrigérateur (une semaine). Secouez bien avant chaque utilisation et n'oubliez pas de rincer avec un tonique.

DES FRUITS ACIDES

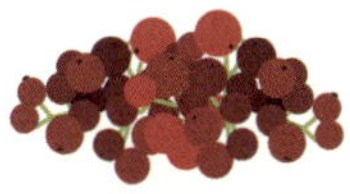

pour faire peau neuve

Citrons, oranges, pamplemousses ou groseilles contiennent non seulement des vitamines et des sels minéraux nourrissants pour la peau, mais aussi de l'acide citrique, exfoliant doux qui aide à détacher les cellules mortes de l'épiderme et stimule ainsi le processus de régénération cellulaire. En prime, l'acide citrique régule le pH de la peau (acide pour les peaux sèches) et contribue donc à sa réhydratation. Voici deux recettes qui devraient vous faire une peau douce et belle.

Deux "peelings" revitalisants

Ces masques sont à appliquer en couche épaisse sur votre visage et votre cou et à laisser agir entre 15 et 20 minutes. Rincez-les avec de l'eau citronnée ou un tonique (recettes p. 34-35).

Pamplemousse et yaourt

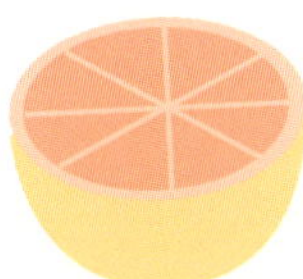

- **1 demi-pamplemousse pressé (ou 1 orange, ou 1 gros citron)**
- **50 g de farine**
- **1 yaourt nature**

Délayez la farine dans le jus pour obtenir une pâte onctueuse. Ajoutez le yaourt et remuez jusqu'à ce que le mélange soit homogène.

Groseille, crème fraîche et jaune d'œuf

- **1 c. à soupe de groseilles** passées au mixer
- **1 c. à soupe de crème fraîche**
- **1 jaune d'œuf**

Mélangez bien tous les ingrédients.

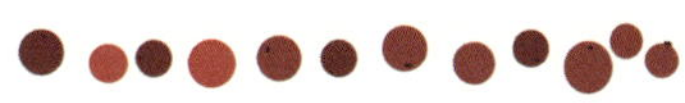

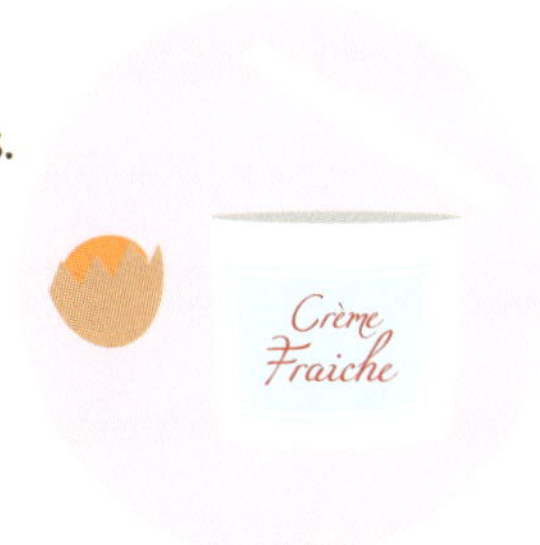

DES FRUITS DOUX

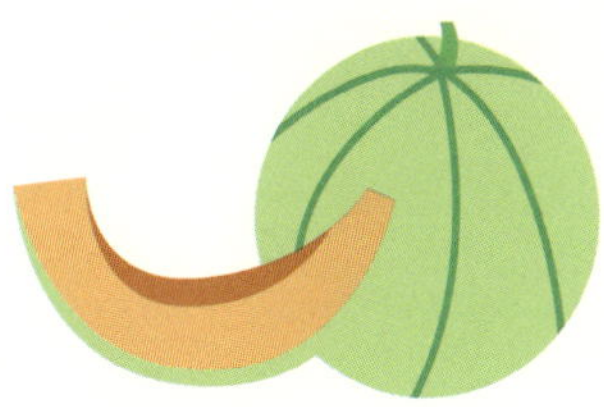

Deux soins très hydratants

Masque à la banane et au miel

- **une banane épluchée bien mûre**, écrasée
- **1 c. à café d'huile d'amande douce**
- **1 c. à café de miel d'acacia**

Ce masque est à appliquer en couche épaisse sur le visage et le cou et à laisser agir entre 15 et 20 minutes. Rincez-le avec de l'eau citronnée ou un tonique (recettes p. 34-35). Il hydrate le visage et lui rend son éclat naturel.

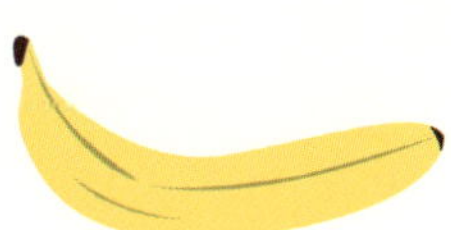

Lait au melon et au fromage blanc

Une mousse de toilette délicatement parfumée

Mixez **la pulpe d'un demi-melon bien mûr** (après avoir soigneusement enlevé les pépins) avec **100 g de fromage blanc** à 40 % de matière grasse.

Utilisez le soir avant de mettre votre crème de nuit : il est hydratant, anti-âge, et rend le teint lumineux. Conservez au réfrigérateur dans un flacon bouché.

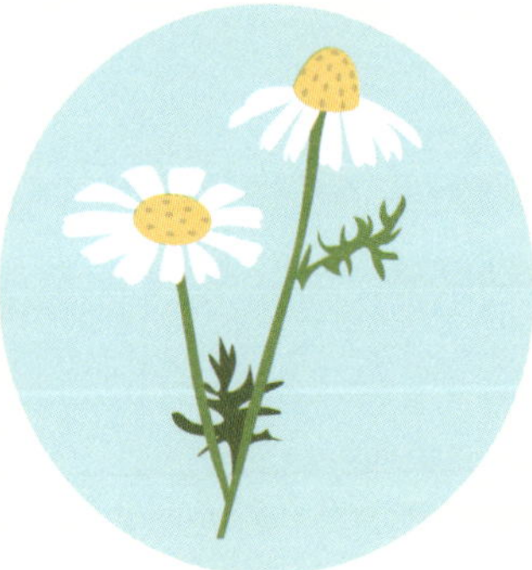

quand ça s'irrite

DE LA CAMOMILLE ROMAINE

Utilisée sous forme d'infusion ou d'huile essentielle, la camomille est désinfectante, apaisante, anti-inflammatoire et elle active la régénération des tissus. Elle s'avère donc très utile pour le soin des peaux sèches (mais aussi contre l'acné).

Quatre recettes calmantes

Lait de toilette au fromage blanc

- **une petite tasse d'eau**
- **une poignée de fleurs de camomille**
- **50 g de fromage blanc**
- **1 c. à soupe d'huile d'olive**

Faites frémir l'eau et versez-la sur les fleurs de camomille. Laissez infuser un quart d'heure avant de filtrer. Ajoutez le fromage blanc et l'huile d'olive. Transvasez dans un flacon et secouez.

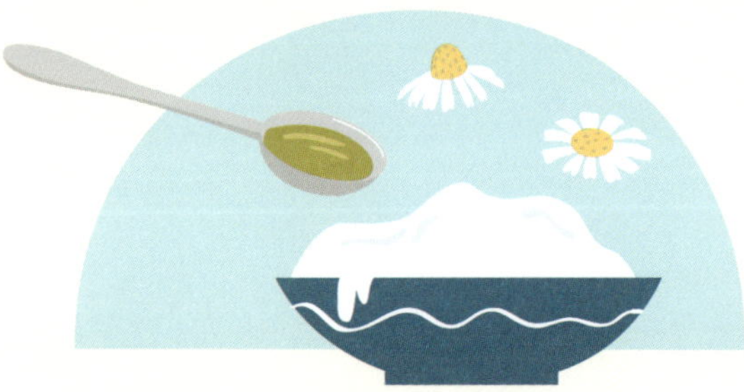

Lait de toilette à l'amande douce

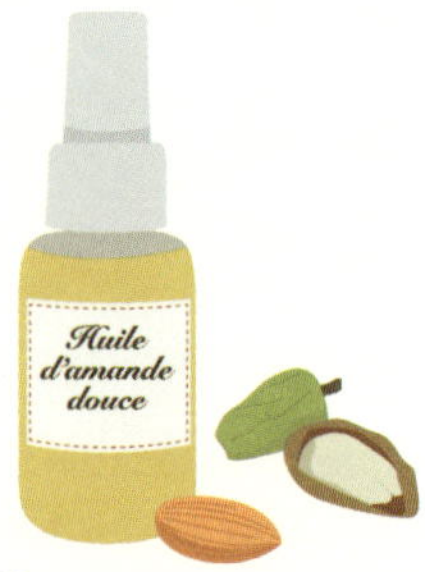

- **1 c. à café de camomille séchée**
- **une demi-tasse d'eau chaude**
- **3 c. à soupe de vaseline**
- **3 c. à soupe d'huile d'amande douce**

Faites infuser la camomille dans l'eau chaude pendant 20 minutes. Mélangez la vaseline et l'huile d'amande douce, et ajoutez-y, en battant, 3 cuillerées à soupe de l'infusion de camomille. Versez dans un flacon, et secouez énergiquement pour obtenir un lait mousseux.

Hydratez votre visage matin et soir avec l'un de ces laits, puis passez un tonique (recettes p. 34-35). N'oubliez pas de secouer le flacon avant chaque utilisation.

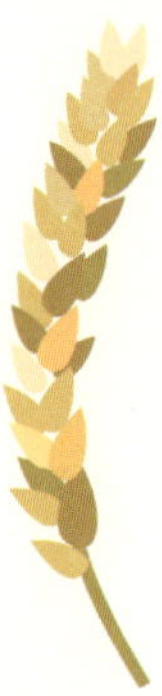

Huile à la camomille

Mettez **une poignée de fleurs de camomille** dans **un demi-litre d'huile de germe de blé**. Faites chauffer le tout au bain-marie pendant 3 heures. Filtrez avant de mettre dans un flacon bouché.

Massez doucement votre visage avec l'une de ces préparations à la camomille le soir avant de vous coucher.

Crème à la camomille

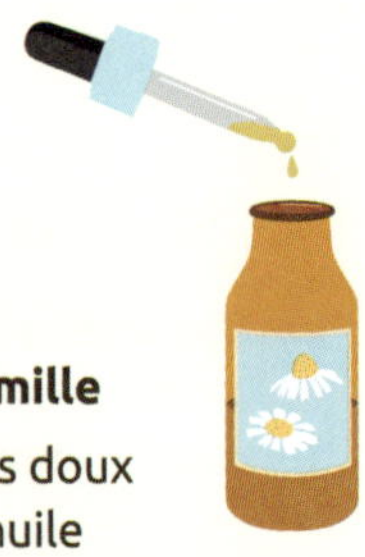

- **20 g de cire d'abeille**
- **4 c. à soupe d'huile de germe de blé**
- **5 gouttes d'huile essentielle de camomille**

Faites fondre la cire dans l'huile à feu très doux ou au bain-marie. Ôtez du feu, ajoutez l'huile essentielle, et remuez jusqu'à ce que le mélange ait complètement refroidi.

Vous pouvez préparer une crème au miel en remplaçant la camomille par 1 cuillerée à soupe de miel d'acacia, doté lui aussi de vertus apaisantes et reconstituantes.

DE L'AVOINE *adoucissante*

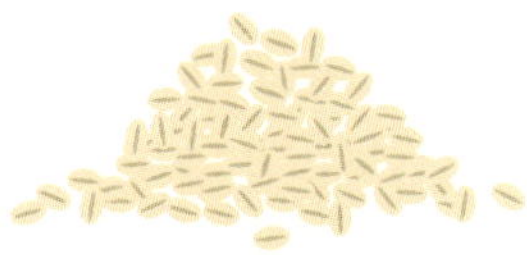

Très bien tolérée par les peaux sèches et fragiles qu'elle réhydrate, l'avoine est aussi particulièrement efficace pour apaiser les démangeaisons, éliminer les irritations, adoucir la peau et faire cicatriser les petites écorchures (ainsi que l'eczéma).

Lait "peau douce" au fromage blanc

- **1 c. à soupe de flocons d'avoine**
- **un demi-verre d'eau**
- **50 g de fromage blanc lisse** (à 40 % de MG)
- **1 c. à soupe d'huile d'amande douce**

Faites bouillir les flocons d'avoine dans l'eau pendant 10 minutes. Laissez refroidir avant de filtrer, puis ajoutez le fromage blanc et l'huile d'amande douce. Secouez bien.

Utilisez le soir comme lait de toilette et passez ensuite un tonique.

Crème aux céréales

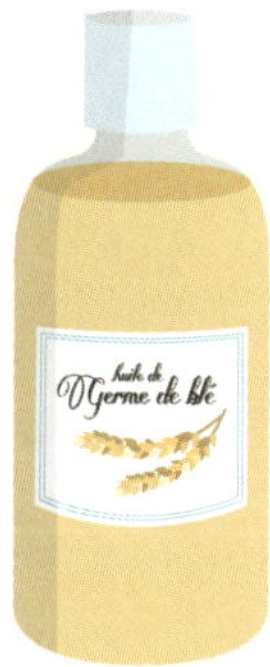

- **2 c. à soupe de flocons d'avoine** passés au moulin à café
- **3 c. à soupe d'eau chaude**
- **2 c. à café d'huile de germe de blé**

Faites gonfler la poudre de flocons dans l'eau chaude, puis ajoutez l'huile de germe de blé. Remuez jusqu'à obtenir un mélange homogène.

Appliquez le matin ou le soir sur votre visage en massant doucement.

DU GÉRANIUM ROSAT *quand ça tire*

Le géranium rosat est une variété tropicale de Pelargonium. Il est spécialement cultivé pour son huile essentielle, qu'on extrait avant la floraison de la plante, gorgée de principes actifs. Connue pour son effet bénéfique sur les peaux sèches et irritées, cette essence leur rend souplesse et douceur.

Crème assouplissante

- **10 cl d'huile de germe de blé**
- **20 g de cire d'abeille**
- **1 c. à café de jus de citron**
- **5 gouttes d'huile essentielle de géranium rosat**
- **2 g de teinture de benjoin** (en pharmacie)

Dans un récipient au bain-marie, versez l'huile et faites-y fondre la cire, puis retirez du feu et, sans cesser de remuer, ajoutez le citron, l'H.E. de géranium rosat et le benjoin. Remuez jusqu'à ce que le mélange ait bien refroidi.

Crème au citron anti-irritations

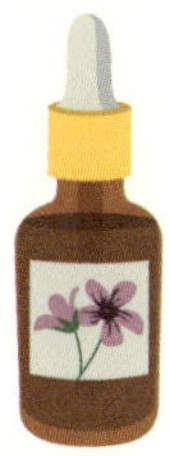

- **le jus d'un citron**, filtré avec un linge fin
- **10 g de beurre de karité**
- **1 c. à soupe d'huile d'olive**
- **5 gouttes d'huile essentielle de géranium rosat**

Faites fondre le beurre de karité dans l'huile d'olive au bain-marie. Ôtez du feu et ajoutez en remuant le jus de citron et l'huile essentielle de géranium rosat. Continuez à touiller jusqu'à ce que la crème soit froide.

Conservez ces crèmes dans des pots, au frais. Utilisez-les comme crèmes de nuit ou l'hiver pour protéger votre peau du froid.

Encore des recettes pour les peaux sèches

Laits de toilette

Utilisez ces laits pour nettoyer votre visage et votre cou chaque soir, puis passez un coton imbibé d'un tonique. Conservez-les une semaine maximum au réfrigérateur, dans un flacon bouché afin qu'il ne prenne pas l'odeur des aliments rangés à leurs côtés.

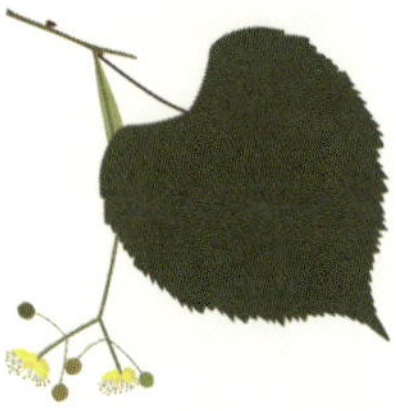

Lait au tilleul

Le tilleul est un désinfectant doux.

- **25 cl d'eau**
- **une poignée de fleurs de tilleul**
- **3 c. à soupe de lait en poudre**

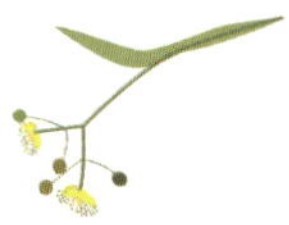

Faites chauffer l'eau. Lorsqu'elle frémit, versez-la sur les fleurs de tilleul. Laissez infuser 10 minutes avant de filtrer. Ajoutez le lait en poudre et agitez.

Démaquillant doux au lait et à l'amande

Ce lait d'amande convient aux peaux délicates et même intolérantes.

- **un quart de litre de lait**
- **25 g de poudre d'amande**

Versez le lait petit à petit dans la poudre d'amande en remuant constamment. Laissez reposer un bon quart d'heure, puis filtrez avec un tissu fin bien propre (lavé à 90° en machine).

Toniques

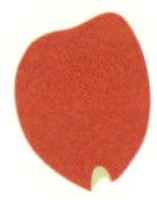

Ces toniques sont utiles pour rincer vos masques ou pour tonifier et adoucir votre épiderme, le matin après un lait ou le soir avant de mettre votre crème de nuit. Secouez bien le flacon avant chaque utilisation. Conservez au frais, 8 jours au plus.

Tonique au sureau

Faites chauffer **25 cl d'eau**. Lorsqu'elle frémit, versez-la sur **une poignée de fleurs de sureau**. Laissez infuser 2 heures avant de filtrer.

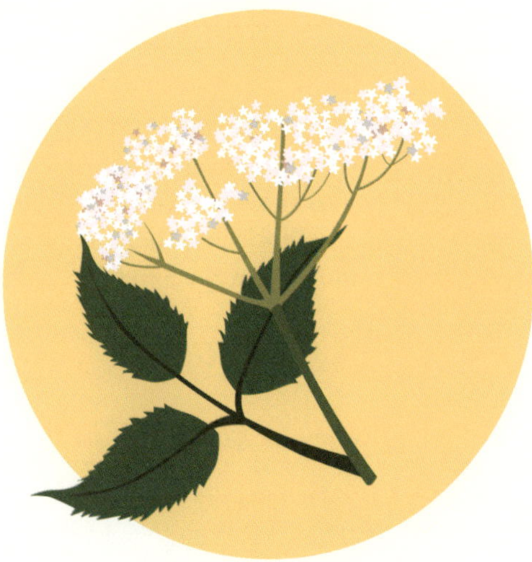

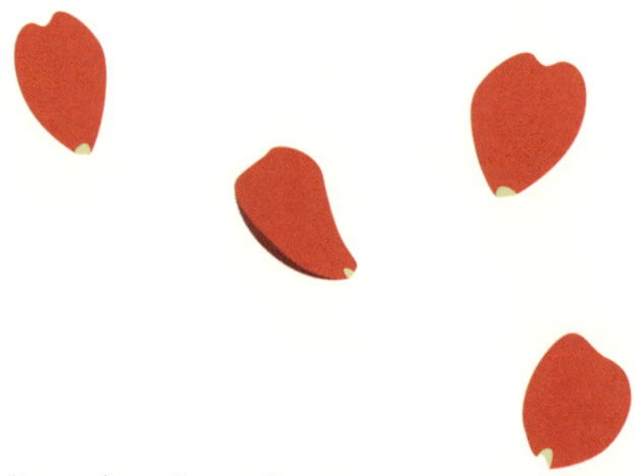

Eau de pétales de rose

Pour vous concocter ce soin de princesse, il suffit de faire infuser **une poignée de pétales de rose** dans **de l'eau bouillante** pendant un quart d'heure et de filtrer. Cette infusion de pétales se conserve au maximum une semaine au frais.

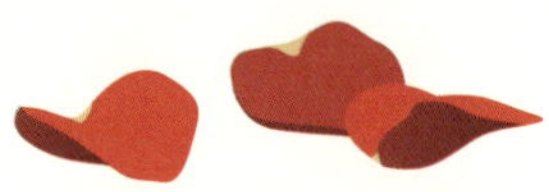

Tonique doux au concombre

Passez **1 concombre** à la centrifugeuse, recueillez son jus et ajoutez-y la même quantité **d'eau chaude**. Versez dans un flacon et secouez bien.

Vous pouvez aussi couper **1 concombre** en petits dés et les faire cuire une demi-heure dans **un demi-litre d'eau minérale**, avant de filtrer et de verser dans un flacon.

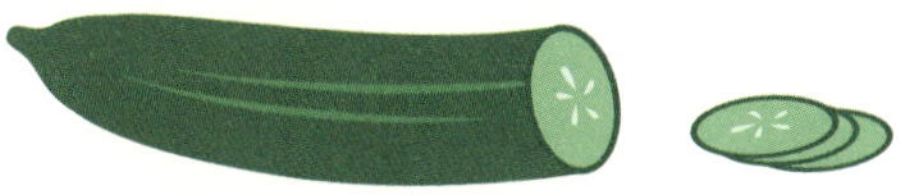

Tonique adoucissant aux fleurs et feuilles d'oranger

Faites infuser **10 g de fleurs et feuilles d'oranger** dans **un demi-litre d'eau bouillante** pendant un quart d'heure. Filtrez et conservez au réfrigérateur.

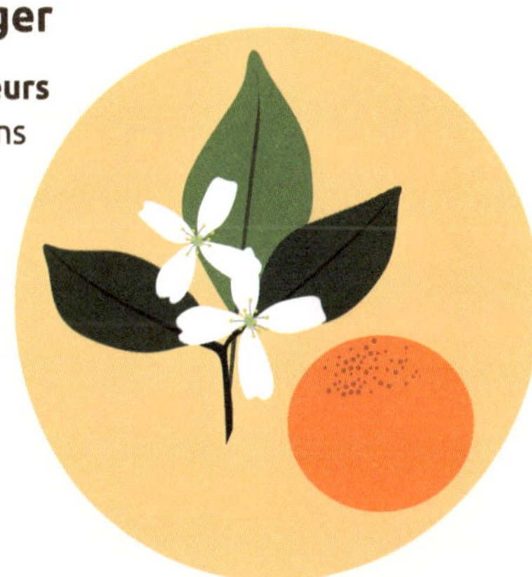

Crèmes et huiles

Appliquez ces préparations nourrissantes et protectrices en massages rotatifs légers, le soir après vous être nettoyé le visage ou le matin avant de sortir par temps froid. Laissez pénétrer un quart d'heure avant d'ôter, au besoin, le superflu avec un coton.

Crème apaisante au concombre et au saindoux

Très indiqué pour les soins de la peau, le concombre peut être utilisé de diverses manières et convient bien aux peaux sèches et irritées. Il prévient également les rides.

Faites fondre **20 g de saindoux** au bain-marie et incorporez progressivement **40 g de jus de concombre** (extrait à la centrifugeuse ou avec un mixeur, puis filtré). Laissez refroidir en remuant souvent.

Huile citron-orange

Mélangez :

- **10 cl d'huile d'olive**
- **10 cl d'huile d'avocat**
- **5 gouttes d'huile essentielle de citron***
- **5 gouttes d'huile essentielle d'orange***

Crème à l'orange et à l'amande douce

- **le jus d'une orange** (fraîchement pressée)
- **10 g de beurre de karité**
- **2 c. à soupe d'huile d'amande douce**
- **5 gouttes d'huile essentielle d'orange***

Au bain-marie, faites fondre le beurre de karité dans l'huile d'amande douce. Retirez du feu et ajoutez le jus d'orange et l'huile essentielle. Remuez jusqu'à ce que le mélange ait complètement refroidi.

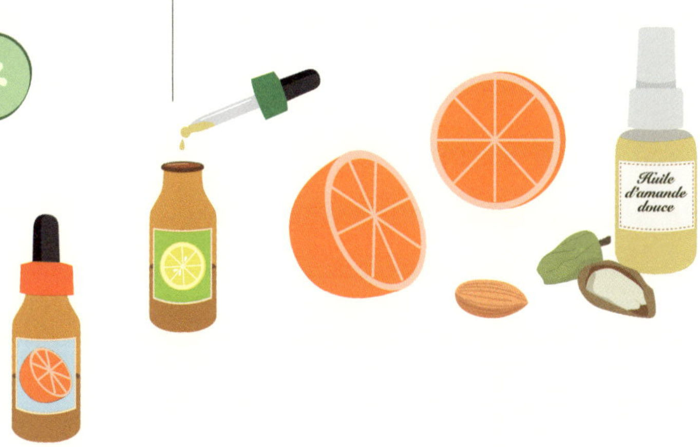

Pour calmer les tiraillements et les irritations des peaux sèches, vous pouvez ajouter à tous vos masques, crèmes et huiles **une goutte d'huile essentielle de géranium rosat ou de camomille** *diluée dans une petite cuillerée d'huile d'olive.*

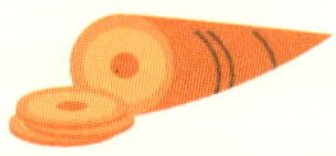

Contre les dartres

Les dartres, qui forment de petites plaques sèches sur le visage, touchent particulièrement les peaux fines et sensibles. Pour prévenir leur apparition ou s'en débarrasser rapidement, il faut relipider la peau au maximum, surtout en hiver. Voici quelques recettes qui devraient vous permettre de garder toute l'année une peau douce et hydratée.

Recettes en vrac

Masque hydratant miel, crème fraîche, amande

- **1 c. à soupe de crème fraîche**
- **1 c. à soupe de miel d'oranger**
- **1 c. à soupe de poudre d'amande**

Mélangez bien tous les ingrédients.

Enduisez votre visage et votre cou de cette préparation et attendez 15 minutes avant de rincer avec un tonique.

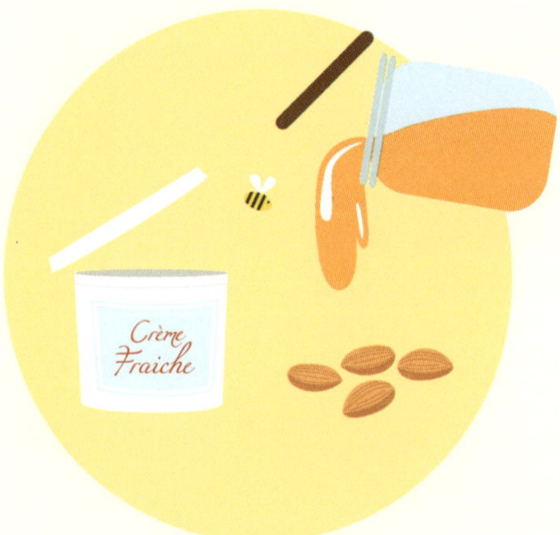

Lait nourrissant à l'huile d'avocat, miel et citron

Si votre peau supporte mal le froid, nourrissez-la avec ce lait bien riche. Il contient :

- **3 c. à soupe d'huile d'avocat**
- **1 c. à soupe de miel liquide**
- **3 c. à soupe de jus de citron**
- **5 c. à soupe de vaseline**

Mélangez tous les ingrédients et secouez bien.

Massez votre visage directement avec ce lait, puis essuyez-le avec un coton.

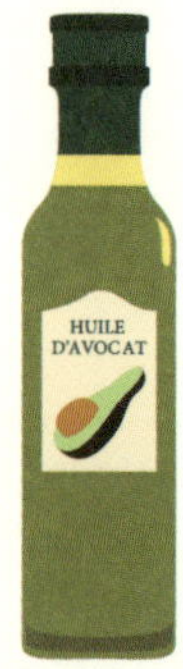

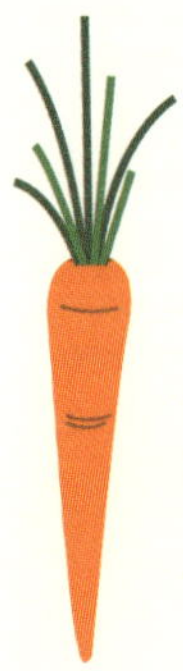

Carotte adoucissante

Râpez finement ou écrasez dans un mortier **2 ou 3 carottes** très fraîches.

Appliquez cette pulpe sur les dartres.

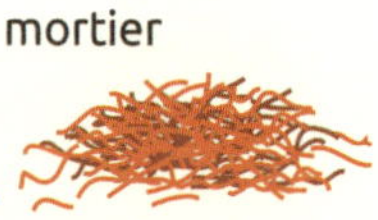

Huile de la Saint-Jean

Dans un pot de verre pourvu d'un couvercle, mettez **une grosse poignée de fleurs fraîches de millepertuis** (à récolter à la fin du mois de juin) et couvrez avec **un demi-litre d'huile d'olive**. Laissez macérer au soleil pendant un mois et demi, en tournant le pot d'un quart de tour chaque jour. Filtrez. Vous obtenez une huile bien rouge qu'il suffit de mettre en flacon bouché pour la conserver intacte des mois ou des années durant. Bien connue dans les campagnes, cette huile, utile contre les dartres et la sécheresse cutanée, est aussi très efficace pour soulager les coups de soleil.

Si vous n'avez pas le temps, ou la patience, d'attendre un mois et demi que votre huile soit à point, mettez **500 g de fleurs fraîches de millepertuis** dans un mélange d'**un litre d'huile d'olive** et **un demi-litre de vin blanc**. Laissez macérer trois jours, puis faites chauffer au bain-marie et laissez bouillir jusqu'à complète évaporation du vin. Filtrez, laissez refroidir. C'est prêt !

Lotion apaisante aux pépins de coing

Pour calmer le « feu » du froid ou du soleil sur la peau de votre visage, préparez une lotion aux **pépins de coing** : pilez-en **une bonne cuillerée à soupe** que vous laissez macérer dans **un demi-verre d'eau** pendant une journée, avant de filtrer.

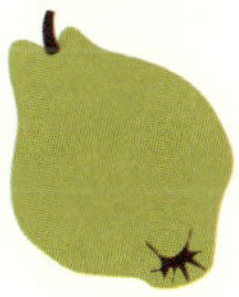

Passez cette lotion adoucissante et émolliente sur votre visage avec un coton : elle est idéale contre les dartres, les gerçures, les crevasses des mains et les irritations en général.

Lotion au son pour peaux irritées

Faites bouillir **200 g de son d'avoine** dans **un litre d'eau** pendant 10 minutes. Filtrez.

Imbibez généreusement un coton de cette lotion et passez sur la peau irritée pour l'apaiser.

Contre les lèvres gercées

La peau des lèvres, très fine et dépourvue de glandes sébacées, a tendance à se déshydrater et à gercer lorsque l'air est sec (vent d'hiver, chauffage, climatisation). Pour éviter les irritations et conserver des lèvres douces et pulpeuses, concoctez-vous ces soins nourrissants et reconstituants.

Miel rosat

Sur une rose de couleur foncée (et de préférence encore en bouton), récoltez **une dizaine de pétales** et faites-les infuser dans **une demi-tasse d'eau chaude** pendant un quart d'heure. Ensuite, filtrez cette infusion, prélevez-en 1 cuillerée à soupe, et mélangez-la avec **2 cuillerées à soupe de miel**. Versez dans un petit pot.

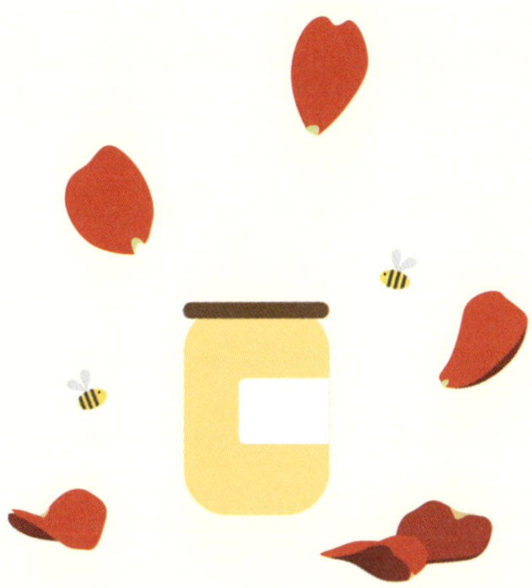

Passez un peu de ce miel sur vos lèvres dès qu'elles picotent, ou avant de sortir.

Si vous n'avez pas de bouton de rose sous la main, vous pouvez appliquer **du miel pur** sur vos lèvres, c'est presque aussi efficace pour les empêcher de gercer.

Baume à l'huile d'olive

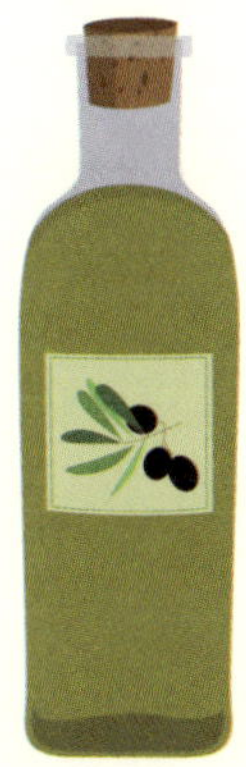

- **2 c. à soupe d'huile d'olive**
- **1 c. à soupe de cire d'abeille**
- **1 c. à café d'eau minérale**

Au bain-marie, faites fondre la cire d'abeille dans l'huile d'olive, puis retirez du feu et ajoutez l'eau minérale. Remuez jusqu'à ce que le mélange tiédisse puis versez-le dans un petit pot de verre.

Appliquez une noisette de ce baume sur vos lèvres dès qu'elles se dessèchent.

Concombre-express

Massez vos lèvres avec **une rondelle de concombre** : c'est radical pour calmer l'irritation, et c'est également efficace contre les dartres et les démangeaisons.

Également efficaces contre les dartres et les lèvres gercées : le compresses de **décoction de camomille, de persil** ou **de jaune d'œuf battu**.

Mes recettes à moi contre la peau qui se dessèche, qui tire, qui picote et qui s'irrite :

J'AI DES ROUGEURS

Sur les joues, les pommettes et le nez, de très fins vaisseaux (les capillaires) éclatent parfois en surface : c'est la couperose. Les marbrures apparaissent le plus souvent en été et en hiver, saisons extrêmes agressives pour la circulation périphérique. Certaines personnes sont gênées par des rougeurs plus diffuses. Les soins pour la couperose, qui améliorent la microcirculation superficielle en tonifiant les parois des capillaires, leur conviennent aussi très bien.

Petits conseils pour peaux couperosées

- **Évitez ou limitez** tout ce qui va causer la dilatation des capillaires :

  * **les variations brutales de température** (évitez les boissons trop chaudes, surtout par temps froid, et, lorsqu'il fait très chaud, rafraîchissez-vous avec un brumisateur)

  * **l'exposition prolongée au froid ou au soleil** (dans tous les cas, protégez-vous !)

  * **l'abus d'alcool et les plats épicés**

  * **le stress et le surmenage**

- **Hydratez bien votre peau et buvez beaucoup.**

- Préparez-vous **des tisanes de vigne rouge ou d'hamamélis.**

- Abusez des **aliments antioxydants, agrumes et fruits rouges** en tête.

Les ingrédients-clés

▶ **les agrumes**, riches en **vitamine C** et en **citroflavonoïdes**, qui préviennent le vieillissement prématuré des vaisseaux par leur action antioxydante

▶ **les fraises, les framboises, le melon et tous les autres fruits riches en vitamine C** (qui renforce par ailleurs la solidité et l'élasticité des vaisseaux par son rôle dans la production de collagène)

▶ **Les fruits et plantes riches en tanins**, substances antioxydantes et qui favorisent la contraction des petits vaisseaux (donc la circulation sanguine) :
→ **le raisin**
→ **le tilleul** (également riche en flavonoïdes)
→ **les pétales de rose** (de couleur foncée)
→ **la mauve**
→ **le nénuphar**

▶ **l'aubépine**, qui régule la pression sanguine

▶ **l'huile essentielle de cyprès,** aux effets vasoconstricteurs

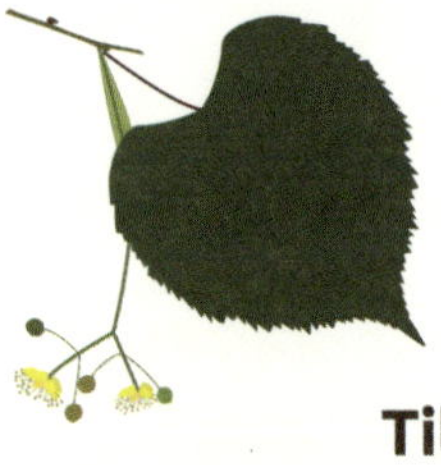

Compresses anti-couperose

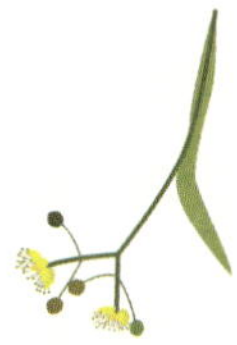

Tilleul ou mauve

Mettez **30 g de fleurs de tilleul ou de mauve** dans **un litre d'eau froide**. Faites chauffer et laissez bouillir un quart d'heure avant de retirer du feu. Laissez infuser un quart d'heure encore puis filtrez et mettez au réfrigérateur.

Aubépine

Concassez **3 cuillerées à soupe de fruits séchés** (à récolter à la fin de l'été), ajoutez **le même volume de pétales** (à récolter en mai en secouant les buissons et à faire sécher pour en avoir toute l'année), et faites-les bouillir 15 minutes dans un demi-litre d'eau. Filtrez.

Ces décoctions sont à appliquer chaque soir en compresses sur le nez et les pommettes. Laissez agir 20 minutes, puis mettez votre crème de nuit. Elles peuvent aussi être utilisées comme lotions démaquillantes.

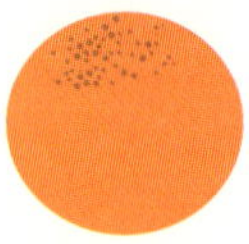

Trois masques vitaminés

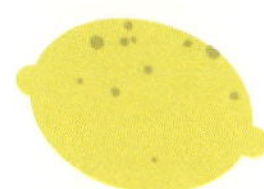

Ces masques aux agrumes et fruits rouges, riches en vitamine C et en acides de fruits (malique, tartrique et citrique), ont un effet tenseur, purifiant et antioxydant. Ils activent la microcirculation superficielle et sont donc l'idéal pour unifier le teint, freiner l'apparition de la couperose et prévenir les rides. Mais attention ! N'utilisez jamais d'huile essentielle d'agrumes sur votre peau avant de vous exposer au soleil ; elles sont photosensibilisantes et risqueraient de vous laisser des marques indélébiles !

Masque d'été citron-fraise

- **5 fraises**, écrasées
- **1 c. à soupe de crème fraîche**
- **1 c. à café de lait en poudre**
- **3 gouttes d'huile essentielle de citron***

Mélangez tous les ingrédients et mettez 10 minutes au congélateur.

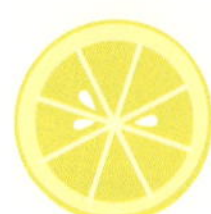

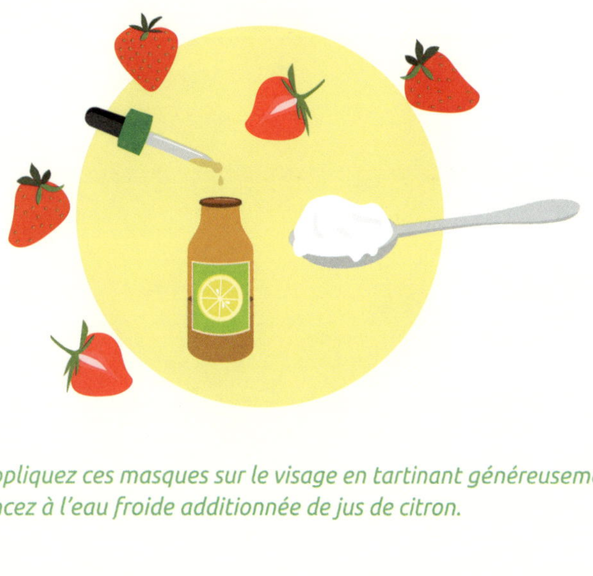

Masque d'été citron-framboise

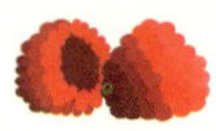

Mélangez :

- **10 framboises** bien mûres, écrasées
- **1 c. à soupe de crème fraîche**
- **1 c. à soupe de lait en poudre**
- **1 c. à soupe d'huile de germe de blé**
- **5 gouttes d'huile essentielle de citron***

Masque d'hiver à l'orange et à l'argile

- **2 c. à soupe d'argile en poudre**
- **3 c. à soupe de jus d'orange**
- **1 c. à café d'huile d'olive**
- **1 c. à café de crème fraîche**

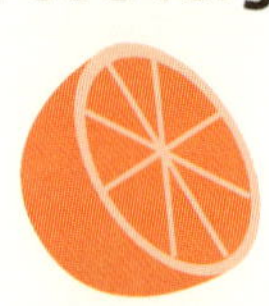

Ajoutez un par un les ingrédients liquides à l'argile et mélangez jusqu'à obtenir une consistance homogène.

Appliquez ces masques sur le visage en tartinant généreusement le nez et les pommettes. Laissez agir un quart d'heure puis rincez à l'eau froide additionnée de jus de citron.

Deux toniques aux tanins tonifiants

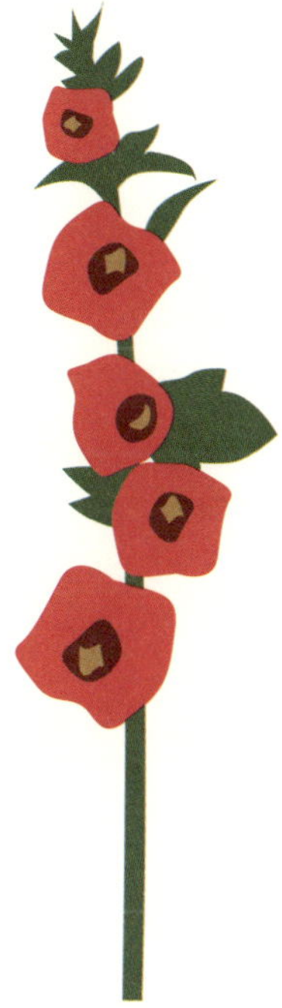

Vous pouvez utiliser ces toniques seuls ou après un lait de toilette hydratant auquel vous aurez ajouté une goutte d'huile essentielle de citron.*

Tonique au nénuphar

Faites bouillir **2 fleurs de nénuphar** dans **30 cl d'eau** jusqu'à réduction d'un tiers. Ajoutez **1 cuillerée à café d'alcool camphré**. Agitez.

Tonique à la rose trémière

Versez **un demi-litre d'eau bouillante** sur **une petite poignée de pétales de rose trémière rouge ou pourpre** (ces pétales foncés contiennent des tanins qui tonifient l'épiderme et les petits vaisseaux superficiels). Laissez infuser 10 minutes avant de filtrer.

Deux huiles "essentielles"

Appliquez ces huiles chaque soir, en massages légers, sur votre visage parfaitement nettoyé. Laissez pénétrer une demi-heure avant de mettre votre crème de nuit.

Huile au citron

Mélangez :

- **5 cl d'huile d'avocat**
- **5 cl d'huile d'amande douce**
- **10 gouttes d'huile essentielle de citron***

Attention : n'utilisez jamais cette huile avant de vous exposer au soleil !

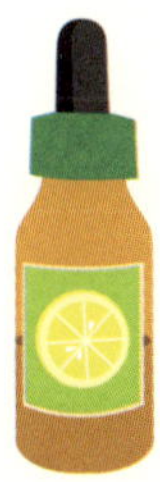

Huile au cyprès

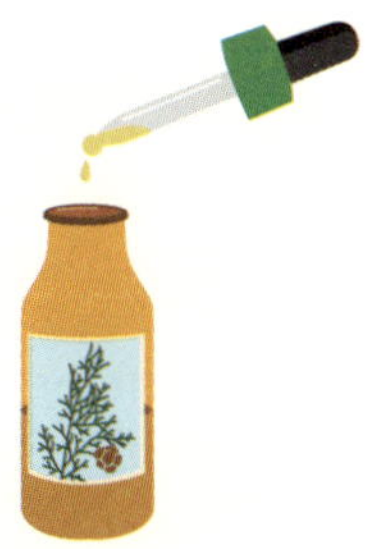

L'huile essentielle de cyprès est l'un des meilleurs remèdes pour la circulation… et donc contre la couperose. Essayez tout de même votre huile sur le poignet avant de l'appliquer sur votre visage afin de vérifier que vous n'y êtes pas allergique.

Mélangez :

- **10 cl d'huile de germe de blé**
(ou d'huile d'onagre ou de bourrache)
- **50 gouttes d'huile essentielle de cyprès**

Pour freiner l'apparition de la couperose, ajoutez **une goutte d'huile essentielle de citron*** *(diluée dans de l'huile d'olive ou du lait en poudre) à vos recettes de masques, laits, crèmes et huiles.*

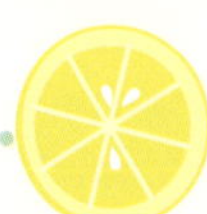

Mes recettes à moi :

J'AI D'AUTRES PETITS PROBLÈMES

Herpès, eczéma, psoriasis… Ces maladies de peau, souvent disgracieuses, peuvent être traitées avec des soins naturels qui favorisent la disparition des plaques ou boutons. Petit échantillon de recettes et de "trucs" bien utiles…

Contre l'herpès (boutons de fièvre)

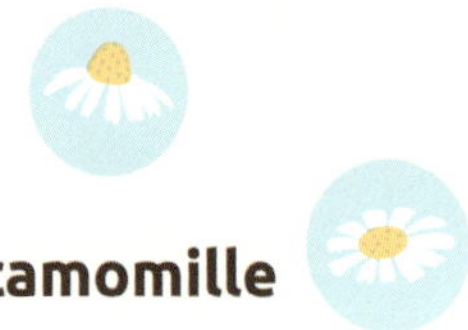

Chou

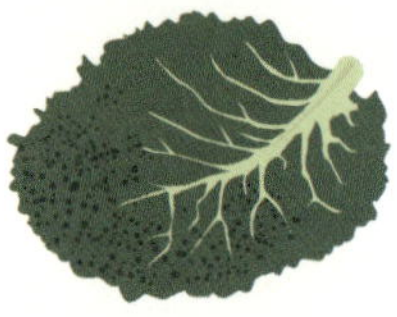

Appliquez, le soir au coucher, sur la zone affectée, **un morceau de feuille de chou** dont vous aurez ôté les nervures.

Gardez ce masque toute la nuit.

Cataplasme de fleurs de camomille

Faites un cataplasme avec **des fleurs de camomille romaine** séchées et hachées finement, mélangées à **un peu d'eau tiède** (la consistance doit être pâteuse).

Appliquez à l'endroit qui picote. Laissez en place quelques minutes, puis rincez à l'eau. Renouvelez l'opération plusieurs fois par jour jusqu'à la disparition des boutons.

Remèdes en vrac

Vous pouvez aussi frotter le bouton de fièvre, dès que vous ressentez les premiers picotements, avec **un glaçon** ou **une gousse d'ail** (aux effets antiviraux), ou bien appliquer dessus **du suc de rhubarbe** (vous pouvez en congeler quelques tronçons pour en avoir en toute saison), ou quelques gouttes **d'huile essentielle d'arbre à thé**.

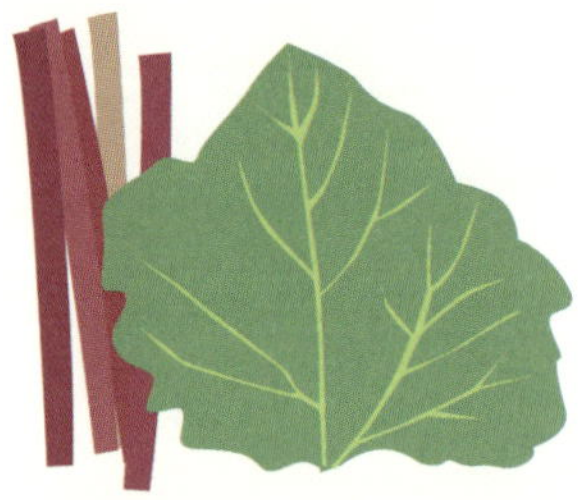

Contre les furoncles

Carotte

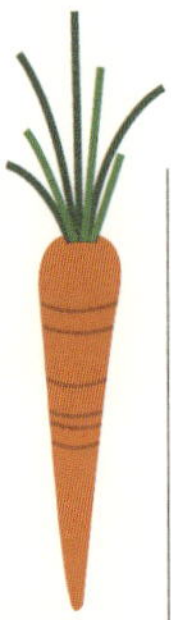

Appliquez sur le furoncle **la pulpe finement râpée d'une carotte très fraîche**, ou un cataplasme de **fanes de carottes broyées**, ou encore des compresses imbibées **d'une décoction de fanes**.

Liseron

Écrasez entre vos doigts **une dizaine de feuilles fraîches de liseron** et appliquez-les en cataplasme sur l'endroit infecté en les maintenant avec une bande ou une compresse. Laissez agir 24 heures. Furoncles et abcès mûriront et disparaîtront plus vite.

Contre les verrues

Souci

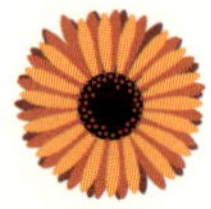

Écrasez **des feuilles de souci** dans **du vinaigre** et appliquez plusieurs fois par jour sur les verrues.

Pour les prévenir ou les faire disparaître plus vite, prenez un complément de magnésium.

Contre l'eczéma

Huile d'amande douce et avoine

Appliquée sur les plaques d'eczéma, **l'huile d'amande douce** apaise la démangeaison, calme l'irritation et accélère la cicatrisation.

Les produits à base d'avoine (recettes p. 33) ont eux aussi un effet hydratant et apaisant.

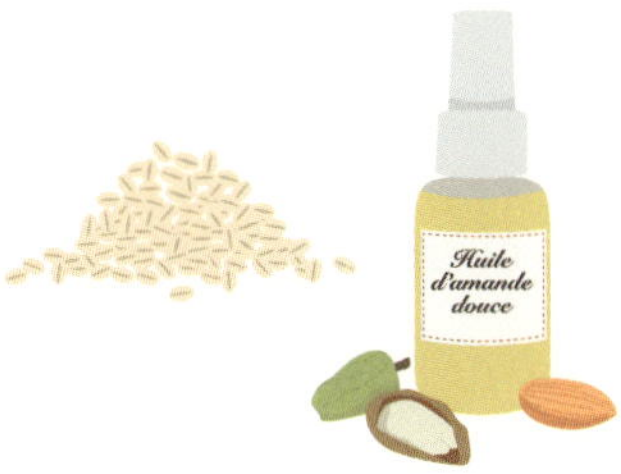

Compresses de sauge

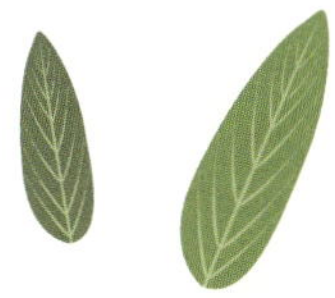

Préparez une forte décoction de sauge en faisant bouillir **100 g de feuilles** dans un litre d'eau pendant 5 minutes. Arrêtez le feu, laissez infuser 5 minutes encore, puis filtrez. Utilisez en compresses sur les plaques d'eczéma pour les faire disparaître plus vite.

Bardane

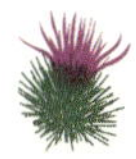

Appliquez sur les plaques **des feuilles fraîches de bardane** simplement écrasées au rouleau à pâtisserie ou macérées plusieurs jours au soleil dans **de l'huile d'olive**.

Ces cataplasmes sont également efficaces sur le psoriasis.

Contre le psoriasis

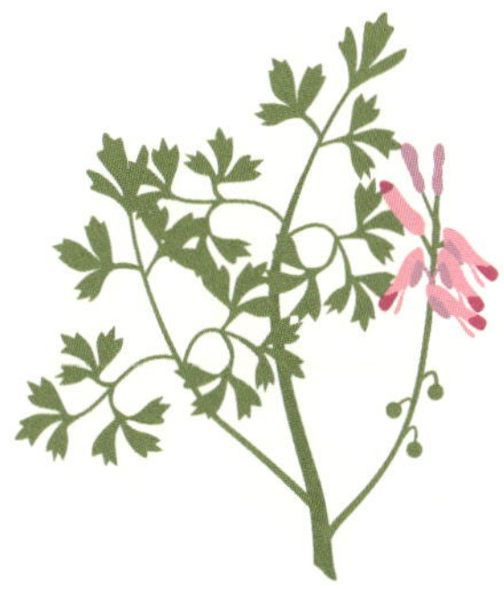

Compresses de fumeterre

Préparez une décoction de fumeterre en mettant 20 g de plante à bouillir dans un litre d'eau pendant 2 minutes. Filtrez et utilisez en compresses sur les plaques de psoriasis.

Cette décoction aide aussi à faire disparaître l'eczéma et l'urticaire.

Tisanes dépuratives

Certaines plantes consommées en tisanes (pensée, bardane, mais aussi ortie ou chiendent) ont des vertus détoxinantes et anti-inflammatoires qui aident souvent la peau à retrouver sa santé. Pensée sauvage et bardane sont en effet utilisées depuis l'Antiquité pour soigner l'herpès, l'eczéma, le psoriasis, les dartres, l'urticaire... Faites-en des cures, et profitez-en pour stimuler votre métabolisme avec des vitamines (B, E, C), des oligo-éléments (zinc, silicium) et des probiotiques (ferments lactiques qui régénèrent la flore intestinale et permettent à l'organisme de retrouver ses défenses naturelles).

Pensée sauvage

Mettez **une cuillerée à café de fleurs sèches** dans **une tasse d'eau bouillante** et laissez infuser 5 minutes.

Buvez 3 à 4 tasses de cette tisane par jour, hors des repas, pendant au moins trois semaines.

Pour encore plus d'effet, vous pouvez mélanger **fleurs séchées de pensée, de lavande, de souci, de bourrache et de genêt** (1 c. à café de chaque dans un litre d'eau).

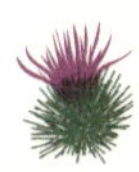

Bardane

Faites bouillir pendant 10 minutes **une poignée de racine de bardane** dans **un litre d'eau**. Laissez infuser pendant 10 minutes avant de filtrer.

Buvez une tasse entre chacun des principaux repas pendant une semaine.

J'AI MAUVAISE MINE

La peau est le reflet de notre santé ! Il suffit souvent qu'on soit fatigué(e), stressé(e), ou qu'on ait fait quelques excès pour que cela transparaisse sur notre visage : boutons, mine grisâtre, aspect bouffi... Pour redonner fraîcheur et éclat au teint, il existe quelques bonnes recettes.

Petits conseils pour teints plombés

- Pour venir à bout de votre peau terne, **buvez beaucoup d'eau tout au long de la journée, mangez de tout avec modération, pratiquez une activité physique régulière, évitez alcool et cigarettes**.

- **À chaque printemps**, pendant un mois, faites une "grande lessive intérieure" grâce à **une cure de pensée sauvage**, à boire en infusion (recette p. 43).

- Pour mieux digérer et limiter le passage de toxines dans votre sang, **restaurez votre flore intestinale grâce à des probiotiques**.

- Une à deux fois par semaine, **faites un masque aux fruits "acides"** pour débarrasser votre peau des cellules mortes et activer la microcirculation sanguine, puis appliquez une crème "bonne mine" (recettes p. 45)

Les ingrédients-clés

▶ **la carotte**, riche en bêta-carotène, pigment qui se transforme dans l'organisme en vitamine A antioxydante et essentielle à la protection de la peau

▶ **les fruits de couleur vive**, revitalisants (**abricot, pêche, melon, tomate, fruits rouges...**, riches en pigments antioxydants et en vitamines, en minéraux et en acides doucement exfoliants)

▶ **l'huile de noyau d'abricot** nourrissante, hydratante, tonifiante, illuminatrice

▶ **le miel**, nourrissant, purifiant, régénérant

▶ **le citron**, purifiant, astringent, tenseur, antioxydant

▶ **le lait, le yaourt, le fromage blanc, la crème...** nettoyants et hydratants

▶ **le lierre grimpant et le concombre**, décongestionnants

▶ **le thé, le bleuet, la camomille, le mélilot, le tilleul** pour les paupières gonflées

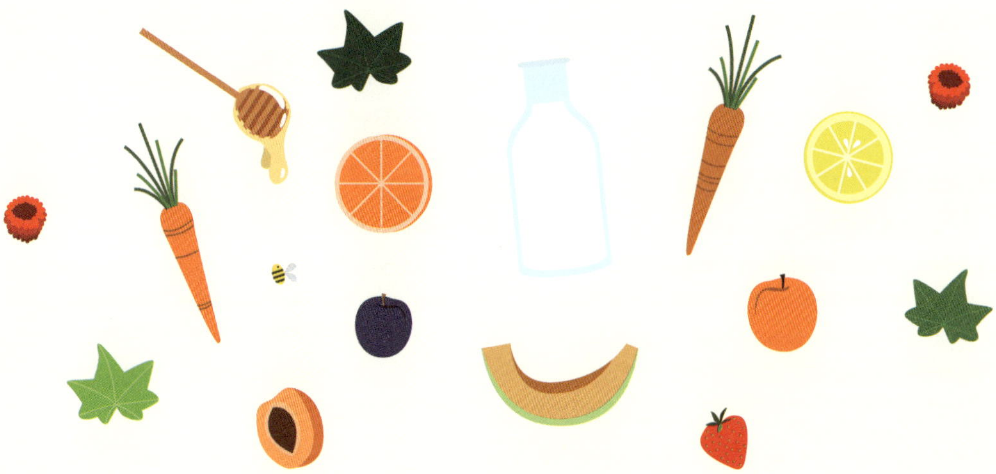

DE LA CAROTTE

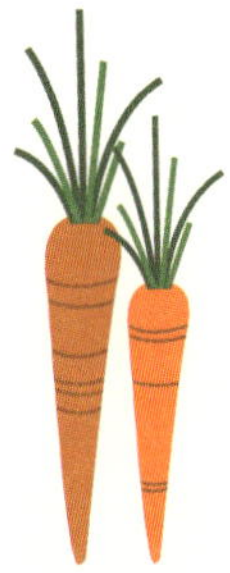

Il est bien connu que manger des carottes rend les fesses roses, mais on se doute moins qu'appliquée directement sur le visage, la carotte donne un teint éclatant (et pas du tout orange vif). Ceci est dû non seulement à sa richesse en bêta-carotène, pigment orangé précurseur de la vitamine A, qui protège la peau et ralentit son vieillissement, mais aussi aux propriétés adoucissantes et régénérantes de la carotte, qui rendent à la peau sa souplesse et sa fraîcheur.

Masque nourrissant

Ce masque est à réserver aux peaux sèches.

Mélangez :

- **1 petite carotte**, mixée
- **1 jaune d'œuf**
- **1 c. à soupe de crème fraîche épaisse**
- **1 c. à soupe d'huile de noyau d'abricot**

Étalez sur votre visage et votre cou et laissez agir 20 minutes avant de rincer avec un tonique.

Crème régénérante au millepertuis

Cette crème est plutôt destinée aux peaux grasses.

- **2 c. à soupe de fleurs de millepertuis**
- **10 cl d'huile d'olive**
- **20 g de cire d'abeille**
- **5 gouttes d'huile essentielle de carotte** (ou **1 c. à soupe de jus de carotte)**

Faites macérer le millepertuis dans l'huile pendant 10 jours (au soleil s'il fait beau, sinon près d'un radiateur). Au bout de ce temps, filtrez l'huile, puis, au bain-marie, faites-y fondre la cire d'abeille. Ôtez du feu et ajoutez l'huile essentielle. Remuez jusqu'à ce que le mélange ait bien refroidi, puis mettez dans un petit pot de verre.

Appliquez matin et soir.

Crème protectrice "bonne mine"

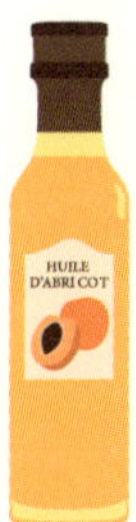

- **10 g de beurre de karité**
- **2 c. à soupe d'huile de noyau d'abricot**
- **5 cl de jus de carotte**

Faites fondre le beurre dans l'huile et retirez du feu, puis ajoutez le jus de carotte et mélangez jusqu'à refroidissement. Versez dans un petit pot et conservez au réfrigérateur.

Tonique orange

Mélanger **150 g de jus de carotte** avec **150 ml d'eau chaude**. Secouez bien avant chaque utilisation. Conservez au réfrigérateur.

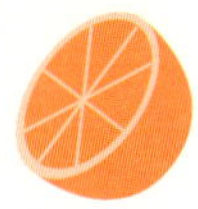

Vous pouvez aussi mélanger à parts égales **jus de carotte et jus d'orange** (fraîchement extraits).

Également efficace, **une carotte râpée** appliquée directement, en masque, à laisser agir 20 minutes avant de rincer.

Ne pelez pas les carottes que vous utilisez dans vos recettes : contentez-vous de les laver ou de les brosser pour enlever la terre, car c'est dans leur peau que sont concentrés vitamines et antioxydants. Attention, cependant, à bien choisir des carottes BIO, car autrement leur peau sera aussi chargée en nitrates toxiques qu'en substances protectrices !

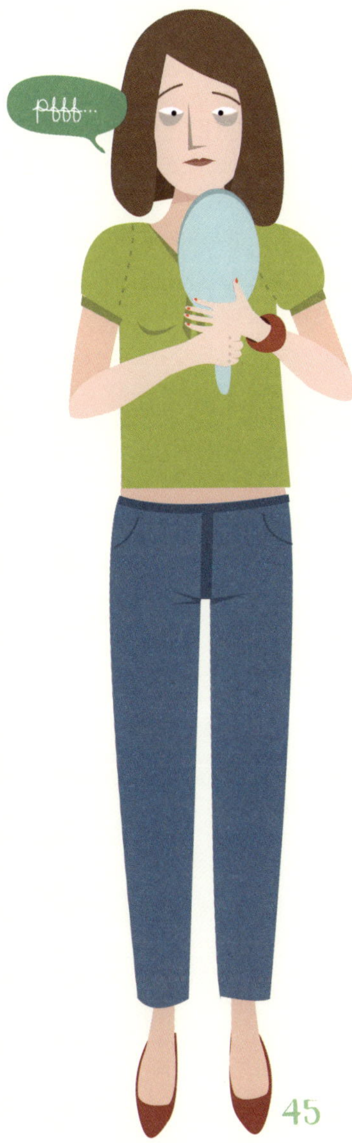

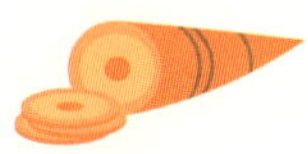

DES FRUITS ORANGE ET ROUGES

Abricots, pêches jaunes, prunes violettes, fraises, framboises, groseilles, melon, oranges… Tous ces fruits aux couleurs vives contiennent des pigments (caroténoïdes orangés ou anthocyanes rouges) au pouvoir antioxydant, ainsi que de nombreuses vitamines et des acides qui éliminent en douceur les cellules de peau mortes, activant ainsi le processus de régénération cellulaire. Vous pouvez donc en faire une lumineuse et délicieuse salade de fruits, ou les mixer pour préparer des masques, des lotions et des laits : dans les deux cas, ils contribueront avec éclat à la santé de votre peau et à la fraîcheur de votre teint.

Recettes multicolores

Lait de toilette abricot-framboise

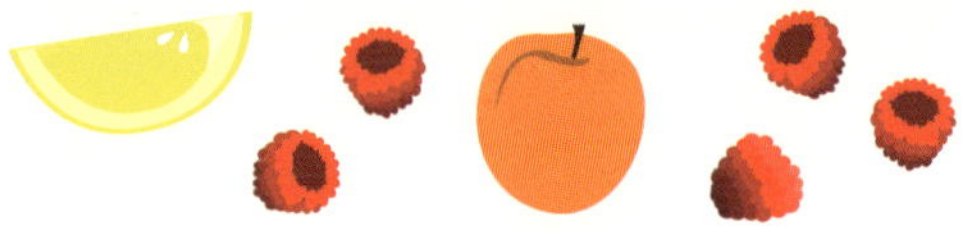

Mélangez :

- **le jus d'un abricot** bien mûr (centrifugé, mixé ou finement mouliné)
- **le jus filtré de 5 framboises** écrasées
- quelques gouttes de **jus de citron**
- **1 c. à soupe d'eau minérale**
- **3 c. à soupe de lait en poudre**

Versez dans un petit flacon et secouez bien fort.

Utilisez matin et soir pour vous nettoyer le visage, puis passez un coton imbibé d'un tonique.

Masque aux prunes

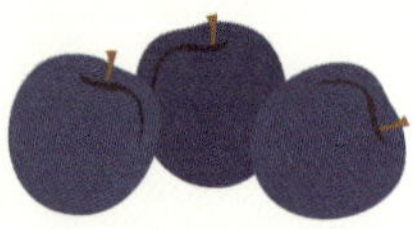

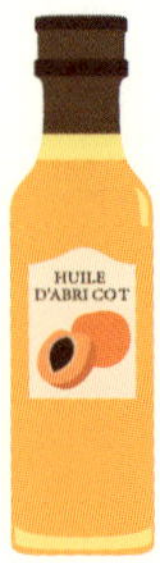

Mélangez :

- **5 prunes violettes** bien mûres, écrasées
- **1 c. à café d'huile de noyau d'abricot**

Appliquez sur le visage et laissez en place 20 minutes avant de rincer.

Ce masque est à réserver aux peaux sèches. Si vous avez la peau grasse ou mixte, adaptez la recette en mixant les prunes et en leur ajoutant par exemple du citron et du fromage blanc (ou de l'argile), ainsi que quelques gouttes d'huile de noisette ou de jojoba pour favoriser l'absorption de l'huile de noyau d'abricot.

Lait de fraise de Diane de Poitiers

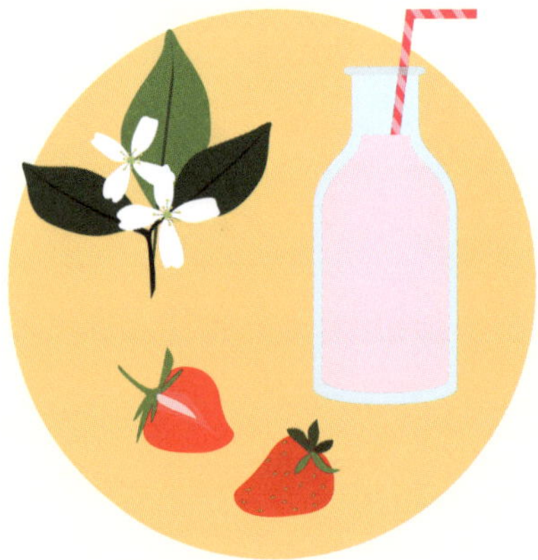

Favorite du roi Henri II, Diane de Poitiers avait la réputation d'être la plus belle femme du royaume. Pour se nettoyer la peau, elle utilisait un lait de fraise composé à parts égales de **lait entier** et de **jus de fraise**, et agrémenté de **trois gouttes d'huile essentielle d'orange***.

Lotion tonifiante abricot-citron

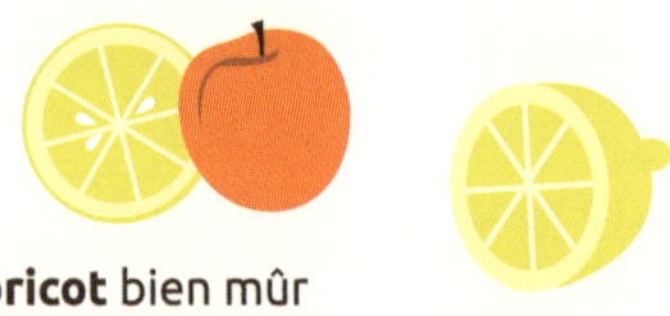

- **le jus d'un abricot** bien mûr (centrifugé, mixé ou finement mouliné)
- **le jus d'un demi-citron**
- **2 c. à soupe d'eau minérale**

Versez dans un petit flacon et secouez bien.

Appliquez sur votre visage avec un coton. Conservez au frais, pas plus de 48 heures.

DU LIERRE GRIMPANT

pour les lendemains de fête

Le lierre grimpant est à la fois relaxant, tonique et décongestionnant, donc idéal pour vous redonner une allure présentable quand vous vous sentez un peu bouffi(e) après quelques excès.

Masque au lierre grimpant

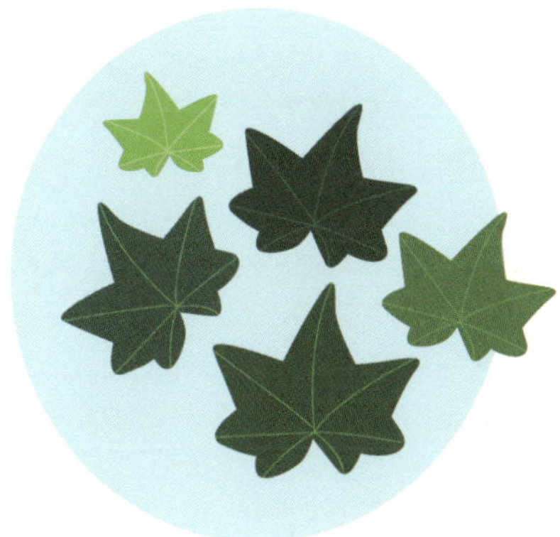

Jetez **une poignée de feuilles de lierre** coupées en morceaux dans **une casserole d'eau bouillante**. Laissez bouillir 30 secondes puis égouttez.

Attendez que les feuilles tiédissent, puis appliquez-les sur le visage. Laissez agir 10 minutes avant de rincer.

Et si vous avez trop de feuilles de lierre, vous pouvez aussi les appliquer en cataplasme sur vos rondeurs pour atténuer la cellulite !

ET ENCORE...

Les grands classiques

Masque au miel et au citron

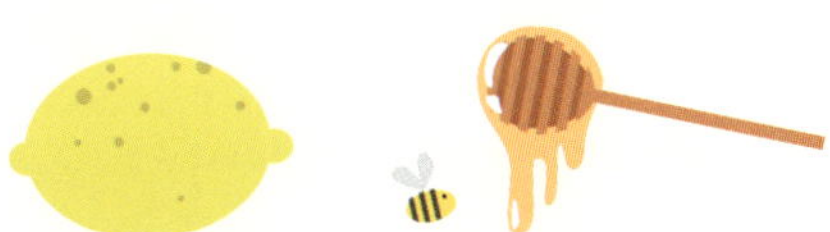

Mélangez soigneusement **1 cuillerée à soupe de miel liquide** (par exemple d'oranger ou de citronnier) et **1 cuillerée à soupe de jus de citron**.

Appliquez sur le visage et le cou. Attendez une heure avant d'essuyer avec un linge imbibé d'une infusion de romarin.

Rondelles de concombre

Pour raffermir votre épiderme, resserrer les pores de votre peau et éclaircir votre teint, étendez-vous au calme et appliquez sur votre visage **des rondelles de concombre**. Si vous avez les yeux gonflés, fatigués ou cernés, posez aussi **une rondelle** sur chacun d'eux : le concombre est un bon décongestionnant.

Laissez agir 20 minutes.

Masque au jaune d'œuf et à l'huile d'olive

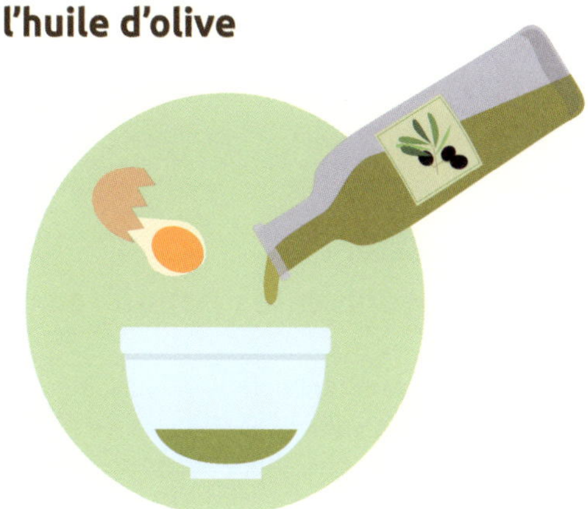

Mélangez tout simplement **1 jaune d'œuf** avec **1 cuillerée à soupe d'huile d'olive**.

Étalez sur votre visage, laissez 10 minutes, rincez, et retrouvez le sourire !

Et les yeux, alors ?

Cernes et paupières gonflées vont souvent de pair avec un teint brouillé, mais la peau qui entoure les yeux, fine et fragile, mérite des soins spécifiques, décongestionnants et anti-inflammatoires pour prévenir les irritations. Quelques recettes rien que pour vos beaux yeux.

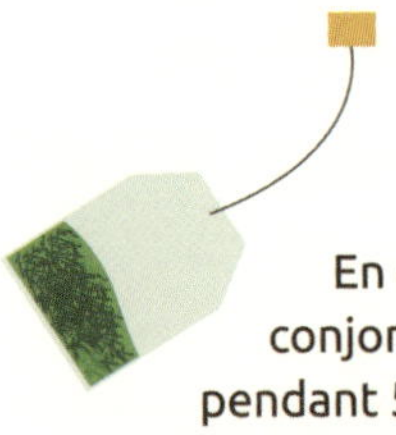

Thé vert

En cas de paupières enflées ou d'un début de conjonctivite, faites infuser **2 sachets de thé vert** pendant 5 minutes dans de l'eau chaude puis mettez-les dans une soucoupe au réfrigérateur pendant une demi-heure.

Appliquez-les ensuite sur vos yeux pendant 20 minutes en restant allongé(e) au calme. C'est le soin naturel le plus efficace pour lutter contre les poches sous les yeux et les inflammations.

Compresses de tilleul (décongestionnant)

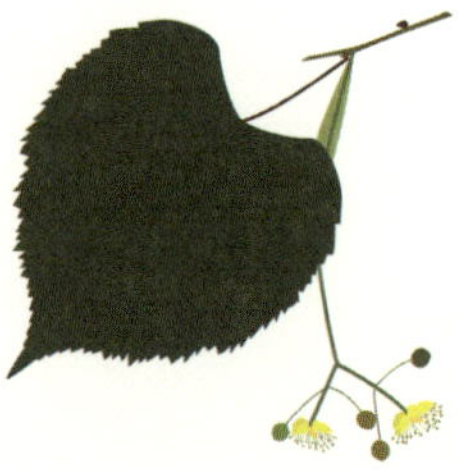

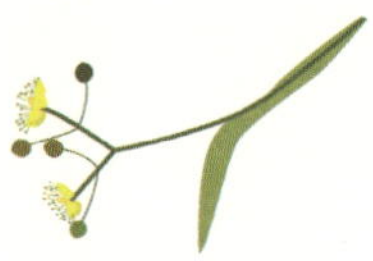

Faites bouillir **50 g de tilleul** dans **un litre d'eau** pendant un quart d'heure. Filtrez, laissez refroidir.

Trempez des compresses que vous appliquerez sur vos yeux fermés pendant 10 minutes.

Infusion de mélilot pour faire dégonfler les paupières

Versez **10 cl d'eau bouillante** sur la valeur de **2 cuillerées à café de sommités fleuries de mélilot** et laissez infuser un quart d'heure avant de filtrer.

Appliquez en compresses tièdes sur vos yeux et laissez en place un quart d'heure.

Cette infusion possède également de nombreuses vertus lorsqu'elle est avalée ! En effet, elle combat aussi bien la nervosité que l'insomnie et les douleurs menstruelles ; vous devriez donc mieux dormir et vous réveiller avec le teint plus frais !

Compresses anticernes de bleuet et camomille

Mettez **2 pincées de bleuet** et **2 pincées de camomille** dans **une tasse d'eau bouillant** et laissez infuser 10 minutes avant de filtrer. Laissez refroidir avant d'utiliser.

Pendant 5 à 10 minutes, au réveil, appliquez sur vos yeux des compresses de coton imbibées de cette infusion.

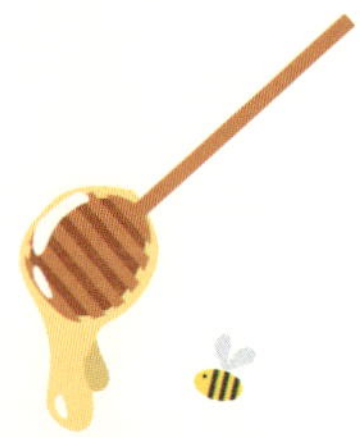

Lotion anticernes au miel

Diluez **1 cuillerée à café de miel d'acacia** dans **un demi-verre d'eau minérale tiède**.

Imprégnez deux cotons de cette lotion et appliquez-les sur vos yeux fermés. Laissez agir 5 minutes avant de les retirer.

Pomme de terre pour yeux fatigués

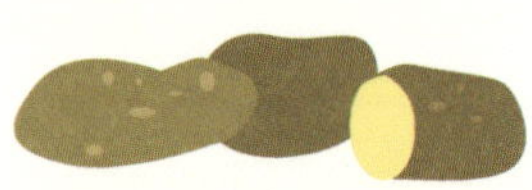

Râpez **une pomme de terre crue** et appliquez en cataplasme sur vos yeux fermés.

Laissez agir environ un quart d'heure, puis rincez avec de l'eau tiède. C'est radical. Pour certains, l'effet serait meilleur avec de la pomme de terre cuite en purée… À essayer pour se faire son idée !

Mes recettes à moi pour un teint de pêche :

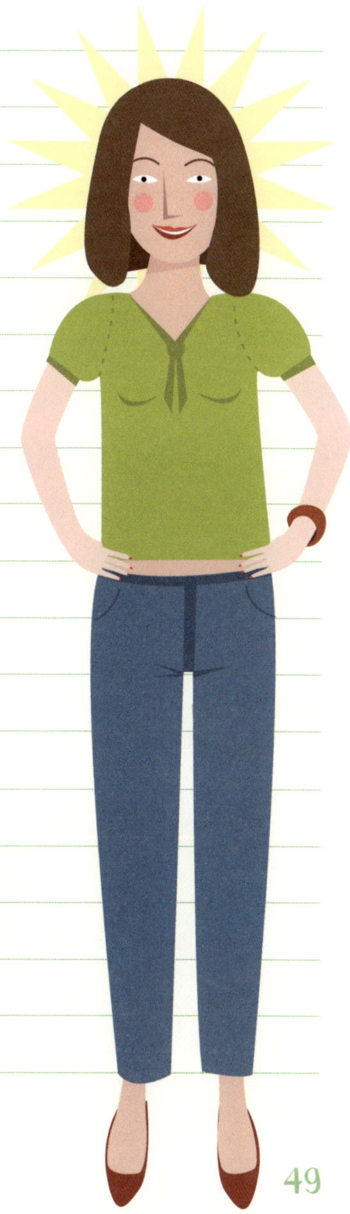

J'AI DES RIDES

L'épiderme, lorsqu'il vieillit, s'amincit progressivement. Les rides apparaissent, la peau devient moins élastique, le teint plus terne. Il n'existe bien sûr pas de remède miracle pour freiner le cours du temps, mais certains soins permettent tout de même de limiter les dégâts !

Les ennemis de votre peau (et comment les combattre)

Certains facteurs, plus facilement contrôlables que le temps qui passe, participent au vieillissement de l'épiderme :

- **le tabac**, qui entraîne une diminution du calibre des vaisseaux sanguins et par conséquent une déficience en oxygène au niveau cellulaire ;

- **le soleil** qui, peu à peu, détruit définitivement certaines cellules et endommage les fibres élastiques de la peau : évitez donc les expositions prolongées au soleil et utilisez des crèmes protectrices hydratantes, surtout les premiers jours ;

- **une alimentation déséquilibrée** dont les déficiences vitaminiques et minérales rejaillissent forcément sur la qualité de la peau : pour compenser ce déséquilibre, **apportez des vitamines A, E et B6** (huiles végétales, fruits, légumes et plantes), **qui activent le renouvellement cellulaire** ; **cuisinez avec des huiles végétales** (olive, tournesol, soja, germe de blé, maïs, onagre...) **riches en acides gras essentiels qui préservent l'élasticité de la peau,** et **utilisez des végétaux ou extraits végétaux capables d'activer la microcirculation périphérique** (hamamélis, myrtille...) ;

- **les déficiences hormonales liées à la ménopause** : **consommez donc des aliments riches en phyto-œstrogènes** : soja (germes et lait), graines de lin et légumineuses (lentilles, pois chiches, haricots secs...) ;

- **le nettoyage au savon et à l'eau**, qui assèche et fragilise la peau ; **utilisez à la place un lait et un tonique, crémez-vous matin et soir et, une fois par semaine, offrez à votre visage (et à votre cou !) un masque tenseur et nourrissant.**

Les ingrédients-clés

▶ **le citron**, purifiant, astringent, tenseur, riche en vitamine C (vitamine antioxydante et essentielle à la synthèse du collagène, qui assure la tonicité de la peau et dont la production diminue avec l'âge)

▶ **les fruits de couleur vive : orange, fraise, abricot, raisin noir, tomate...** riches en vitamines, en substances antioxydantes (qui piègent les radicaux libres responsables du vieillissement cutané), en minéraux et en acides doucement exfoliants (qui activent le processus de régénération cellulaire)

▶ **l'œuf**, pour son **blanc**, tenseur, et son **jaune** nourrissant

▶ **la prêle**, cicatrisante et raffermissante

▶ **les algues,** antioxydantes, bénéfiques pour la circulation sanguine

▶ **les huiles essentielles de citron et de cyprès**, qui activent la régénération de la peau en stimulant la microcirculation superficielle

▶ **les huiles de germe de blé, d'onagre, de bourrache, d'avocat et d'argan** nourrissantes, antioxydantes, assouplissantes, raffermissantes, restructurantes

▶ **l'huile de noyau d'abricot** revitalisante, lissante et protectrice

▶ **le miel**, reminéralisant, régénérant

▶ **le lait, le yaourt, le fromage blanc, la crème...** nourrissants et hydratants

tout est bon
dans le citron (bio) !

DES AGRUMES

Ils nourrissent la peau en vitamine C, qui a une action antioxydante et joue un rôle dans la production de collagène, ils contiennent de l'acide citrique qui détache les cellules mortes à la surface de la peau et favorise le renouvellement cellulaire, ils resserrent les pores, affinent le grain de peau et rafraîchissent le teint en activant la microcirculation superficielle : pas de doute, les agrumes font partie des meilleurs alliés contre le vieillissement cutané !

Trois masques acidulés

Masque au citron

En fouettant vigoureusement, mélangez :

- **1 yaourt nature**
- **1 blanc d'œuf**
- **le jus d'un citron**

Appliquez sur votre visage et votre cou. Laissez agir un quart d'heure avant de rincer avec un tonique.

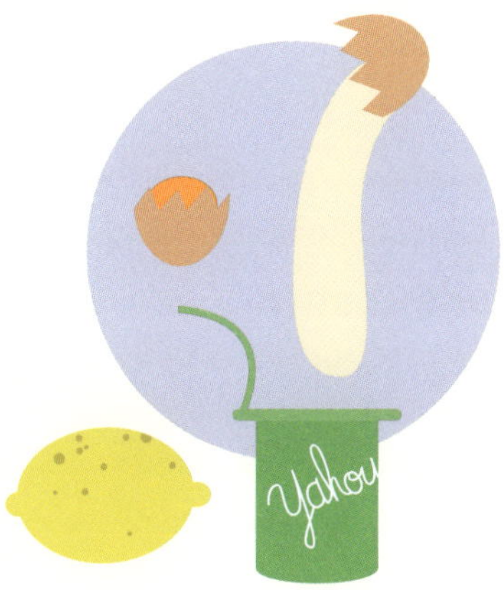

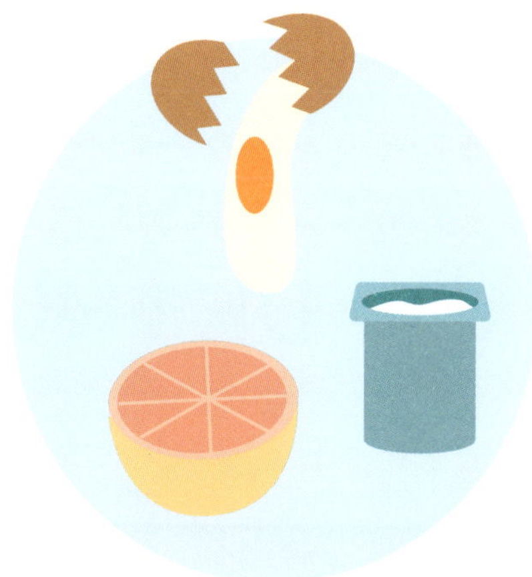

Masque au pamplemousse

Fouettez ensemble :

- **1 yaourt nature**
- **1 œuf entier**
- **le jus d'un demi-pamplemousse**

Lorsque le mélange est bien moussant, étalez-le sur votre visage et votre cou et attendez 20 minutes avant de rincer.

Masque à l'orange et au miel

Mélangez :

- **2 c. à soupe de miel d'oranger**
- **2 c. à soupe de jus d'orange** (fraîchement pressée)

Appliquez sur le visage et le cou et laissez agir 20 minutes. Rincez à l'eau citronnée (un demi-citron dans un demi-verre d'eau minérale tièdie).

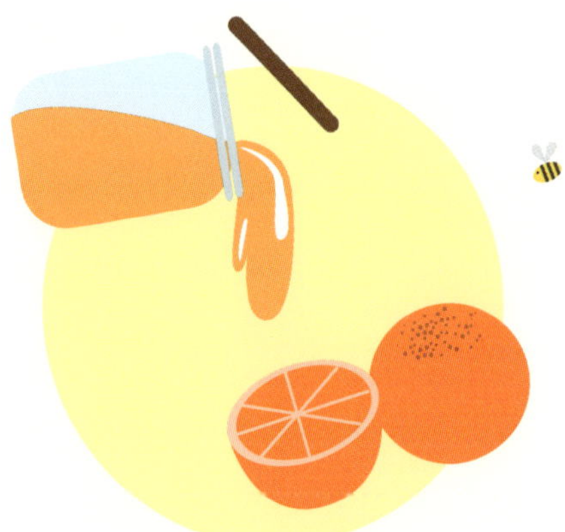

DE LA TOMATE

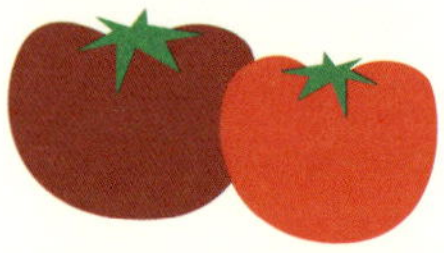

Et rien que de la tomate

La pulpe de tomate, en masque, a un effet tenseur et unifie le teint en quelques minutes. Pour redonner à votre peau la fraîcheur de ses vingt ans, essayez la recette suivante :

Plongez **une belle tomate** dans **de l'eau bouillante** pendant une minute, pelez-la et mixez-la.

Étalez cette purée sur votre visage et laissez agir 20 minutes avant de rincer.

Masque tomate, huile d'olive et citron

- **2 tomates** ébouillantées, pelées, épépinées
- **le jus d'un demi-citron**
- **1 c. à soupe d'huile d'olive**

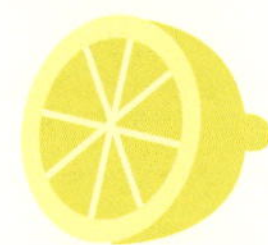

Écrasez la chair des tomates avec le jus de citron et ajoutez l'huile d'olive pour lier.

Appliquez sur le visage et laissez agir un quart d'heure avant de rincer.

SALADE DE FRUITS

Riches en vitamines, en minéraux et en substances antioxydantes et astringentes, la plupart des fruits ont sur la peau un effet tonifiant et lissant qui contribue à lutter contre le vieillissement cutané. Pour prévenir ou atténuer les rides et pour donner de l'éclat à votre teint, essayez vite les masques suivants !

Appliquez ces masques sur votre visage et votre cou et laissez agir entre quinze et vingt minutes avant de rincer avec un tonique ou de l'eau tiède citronnée.

Masque à la compote de pomme

- **1 pomme** avec ses pépins, épluchée et coupée en morceaux
- **20 cl de lait**
- **1 c. à soupe de farine**
- **1 c. à soupe d'huile d'olive**

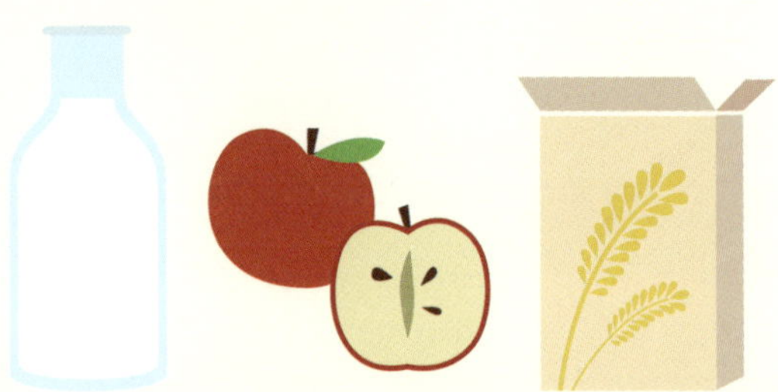

Faites cuire la pomme dans le lait, puis écrasez-la en purée. Délayez la farine dans cette purée et ajoutez l'huile d'olive. Mélangez soigneusement et laissez tiédir avant d'appliquer.

Masque tenseur au raisin

- **2 c. à soupe d'argile en poudre**
- **1 c. à soupe de jus de raisin noir** (fraîchement pressé)
- **1 c. à café d'huile de germe de blé**
- **de l'eau minérale**

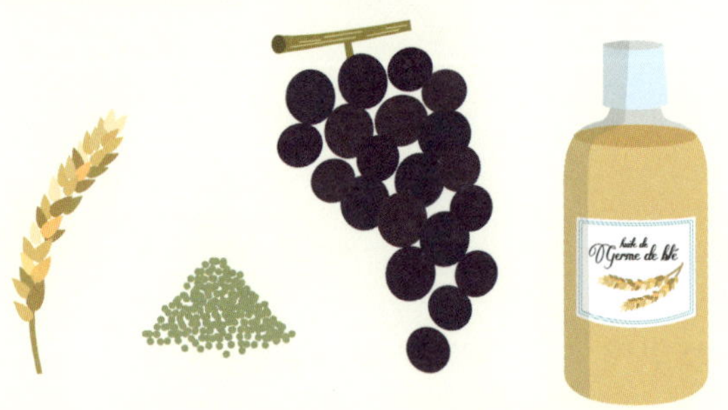

Mélangez l'argile avec le jus de raisin et l'huile, puis ajoutez de l'eau jusqu'à obtenir une consistance idéale.

Masque rajeunissant à l'abricot

Mélangez :

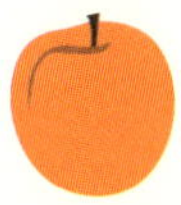

- **3 abricots bien mûrs**
- **2 c. à soupe de crème fraîche**

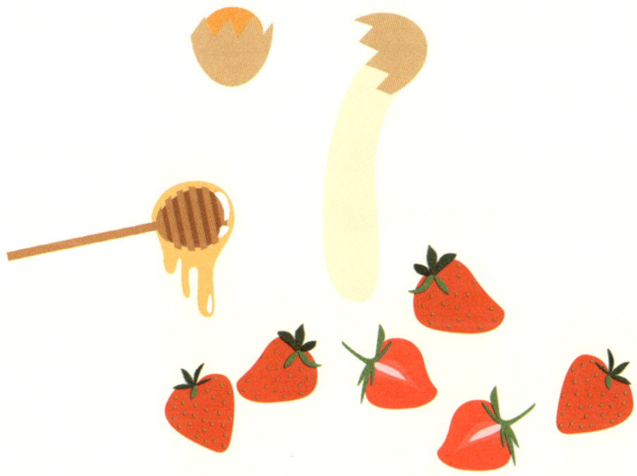

Masque raffermissant à la fraise

- **5 grosses fraises**, écrasées ou mixées
- **1 blanc d'œuf** (monté en neige)
- **1 c. à soupe de miel liquide** (oranger ou acacia)

Passez la purée de fraise au travers d'un chinois ou d'un linge fin pour en récupérer le jus et filtrer les petits grains irritants pour l'épiderme. Montez ensuite le blanc en neige et ajoutez-lui le jus de fraise, puis le miel. Mélangez bien.

DU MIEL

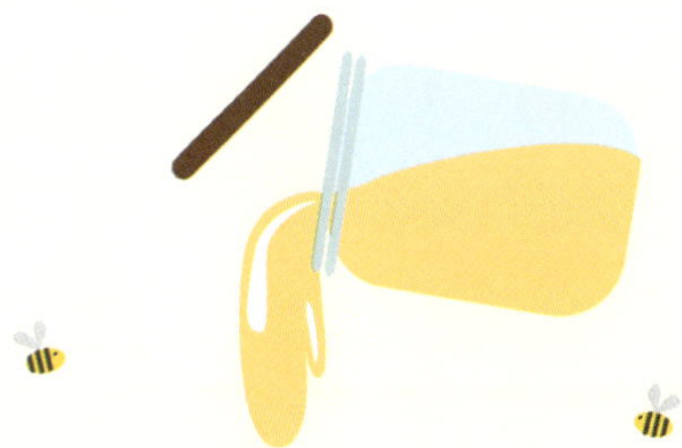

Nourissant, purifiant, reminéralisant, reconstituant… On a assez vanté les mérites du miel pour deviner qu'en masque, il n'a pas son pareil pour revigorer les peaux fatiguées !

Masque minute

Quand vous vous sentez vieille (ou vieux) et que vous ne voyez que vos rides dans le miroir, attrapez un pot de **miel** dans votre cuisine et tartinez-vous en le visage et le cou.

Laissez 20 minutes à une demi-heure avant de rincer.

Masque hydratant et nourrissant

Mélangez au fouet :

- **1 jaune d'œuf**
- **1 c. à soupe de miel liquide**
- **1 c. à soupe de lait**

Enduisez votre visage de cette préparation et gardez au moins 20 minutes.

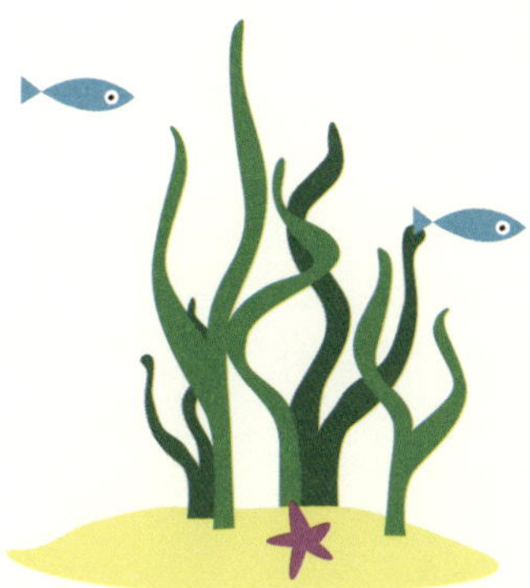

DES ALGUES

Masque anti-rides

Prenez **une poignée d'algues fraîches** (carragheen ou varech vésiculeux de préférence), ajoutez **2 cuillerées à soupe d'huile d'olive** et **1 demi-citron**. Passez l'ensemble au mixeur. Si la texture est trop liquide, épaississez avec de la **fécule de pomme de terre**.

Étalez sur le visage une à deux fois par semaine et gardez 10 à 15 minutes avant de rincer à l'eau minérale. Séchez immédiatement et passez un lait au miel ou un lait de rose (p. 54). Ce masque peut être fait en prenant un bain à l'eau duquel vous aurez ajouté des algues (environ 500 g).

ET ENCORE...

Laits et toniques rajeunissants

Lait de rose à la crème fleurette

Mélangez :

- **1 cuillerée à soupe de crème fleurette**
- **1 cuillerée à soupe de miel d'acacia**
- **1 cuillerée à café d'eau de rose** (p. 34)

Versez dans un petit flacon et secouez vigoureusement.

Appliquez sur votre visage en massant du bout des doigts avant de rincer avec un tonique.

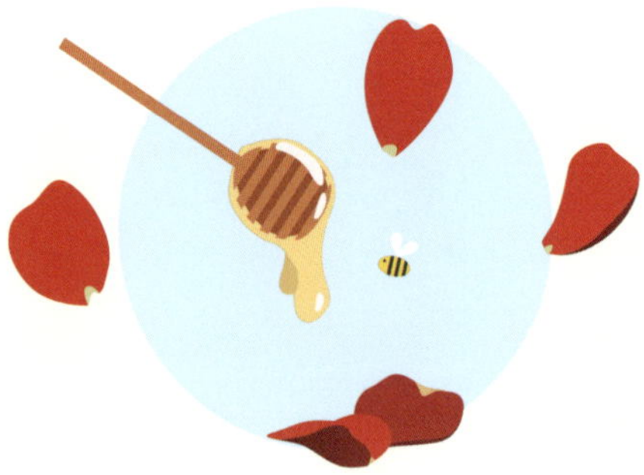

Lait, miel et citron vert

Mélangez :

- **le jus d'un demi-citron vert**
- **4 c. à soupe de vaseline**
- **3 c. à soupe d'huile de germe de blé**
- **1 c. à soupe de miel d'acacia**

Le citron vert, riche en vitamines et en antioxydants, est un bon moyen de lutter contre les rides, et l'huile de germe de blé est très nourrissante, une qualité essentielle pour les peaux matures.

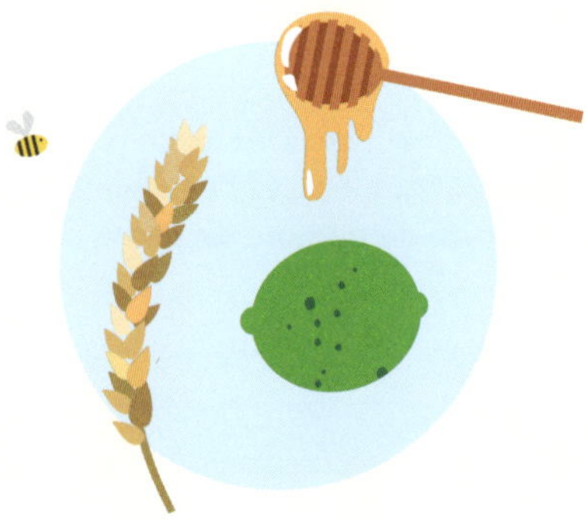

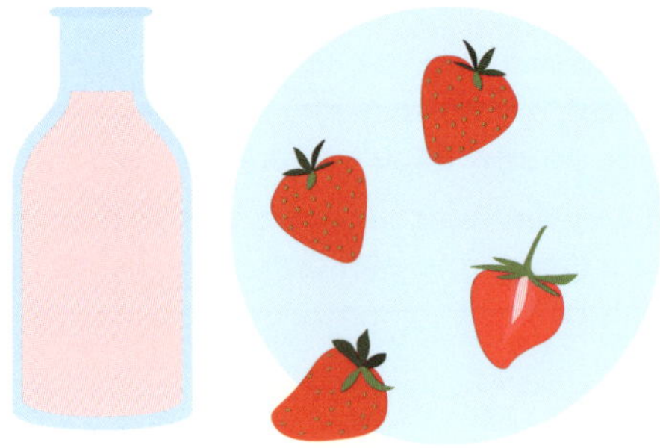

Démaquillant à la fraise

Passez **10 fraises** au mixeur puis filtrez avec un linge fin pour débarrasser le jus des petits grains qui peuvent irriter l'épiderme. Ajoutez à ce jus **3 cuillerées à soupe de lait en poudre** et secouez vigoureusement.

Utilisez ce lait, le soir, pour nettoyer votre visage. Conservez-le au frais un maximum d'une semaine. Mieux vaut en faire souvent de petites quantités, car il perd vite ses propriétés.

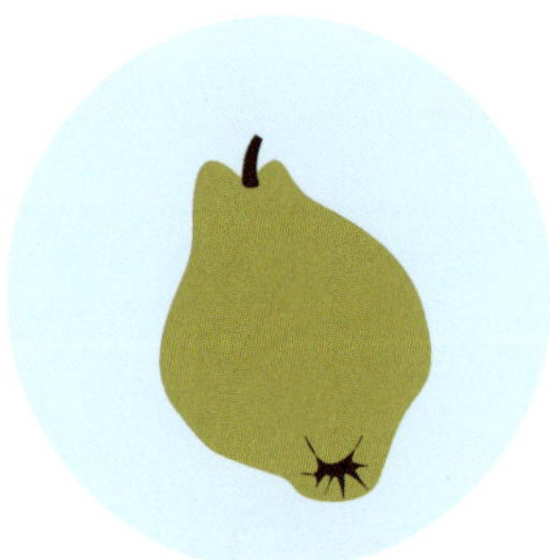

Lotion au coing

Contre les rides, le Dr Valnet recommandait de faire macérer **des pelures de coing** dans **un peu d'eau-de-vie** pendant quinze jours, et d'employer cette préparation en lotion pour le visage.

Tonique tenseur à la prêle

Versez **10 cl d'eau bouillante** sur **4 cuillerées à soupe de prêle**. Laissez infuser 20 minutes avant de filtrer.

Utilisez chaque jour comme tonique, ou pour nettoyer votre visage après avoir passé un lait ou fait un masque.

Cicatrisante, la prêle semble vraiment avoir un bel effet sur les peaux relâchées. Elle est si efficace sur la peau qu'on emploie même sa décoction en compresses sur les plaies et les ulcères.

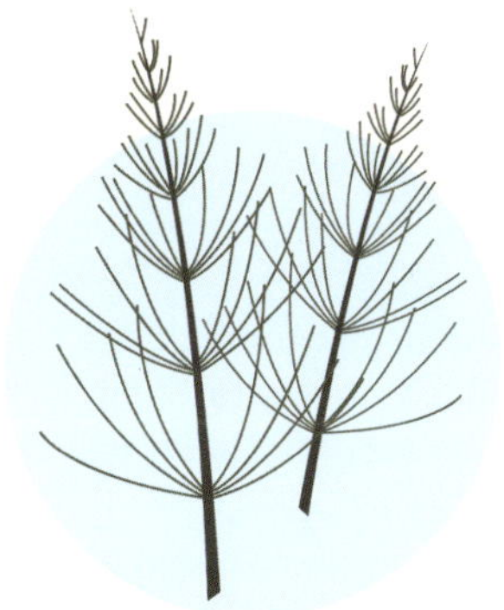

Lotion à la camomille

Faites chauffer **un demi-litre d'eau**. Lorsqu'elle bout, retirez-la du feu et jetez-y **3 cuillerées à soupe de fleurs de camomille**. Laissez infuser un quart d'heure avant de filtrer.

Utilisez cette lotion pour vous nettoyer le visage chaque soir.

Et si vous avez les cheveux blancs, vous pouvez aussi l'employer en rinçage après chaque shampooing : elle évite aux cheveux de jaunir et les rend plus brillants.

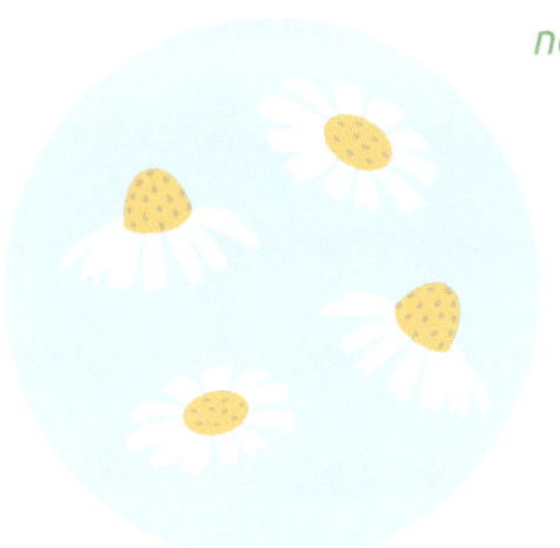

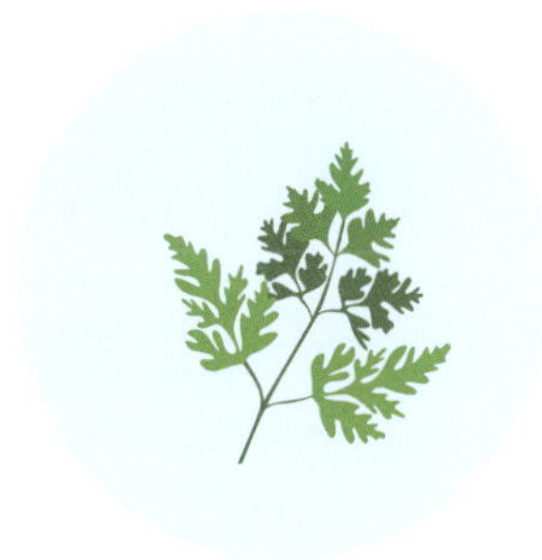

Tonique au cerfeuil

Faites infuser **60 g de cerfeuil** dans **un litre d'eau bouillante** pendant un quart d'heure. Filtrez.

Utilisez comme tonique.

Tonique au millepertuis

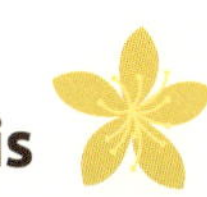

Faites bouillir **3 cuillerées à soupe de fleurs de millepertuis** dans **un demi-litre d'eau** pendant 10 minutes. Laissez refroidir et filtrez.

Utilisez sur le visage et le cou pour nettoyer.

Boire beaucoup d'eau

Si l'eau, en externe, dessèche la peau, en interne, elle la réhydrate ! Toutes les études scientifiques montrent qu'en vieillissant, on boit moins. Or justement, en vieillissant, on a besoin de plus d'eau ! Le dessèchement entraîne de nombreux problèmes : accélération de la fuite des minéraux, augmentation des infections, fatigue… et accélération des rides. Il est conseillé de boire deux litres d'eau par jour.

Crèmes et huiles de jouvence

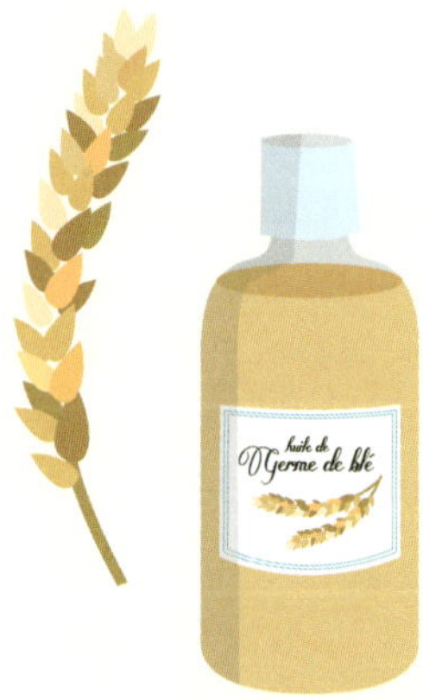

Les trois premières recettes emploient de l'huile de germe de blé, qui est régénérante, protectrice et réparatrice, mais vous pouvez la remplacer par de l'huile d'onagre ou d'avocat pour des résultats encore plus spectaculaires, ou bien par de l'huile de noisette pour réguler la sécrétion de sébum quand la peau a tendance à briller.

Massez votre visage avec ces préparations matin et soir, en insistant là où les rides auraient tendance à apparaître, puis essuyez doucement le surplus avec un coton.

Crème nourrissante

- **20 g de cire d'abeille**
- **5 c. à soupe d'huile de germe de blé**
- **2 g de teinture de benjoin**
- **5 gouttes d'huile essentielle de citron* ou d'orange***

Faites fondre la cire dans l'huile au bain-marie, puis retirez du feu. Ajoutez la teinture de benjoin et l'huile essentielle de citron ou d'orange. Mélangez jusqu'à complet refroidissement.

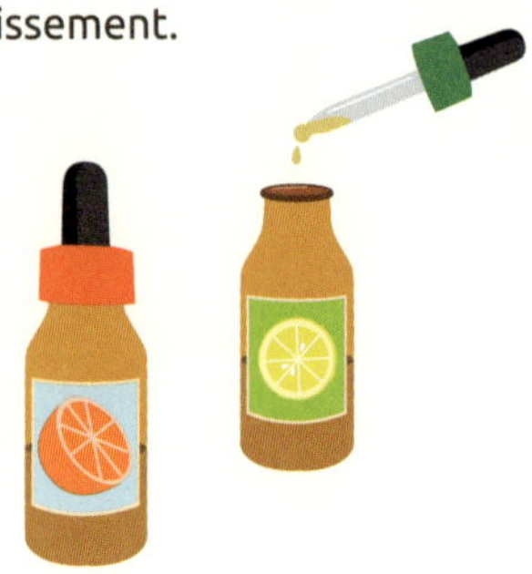

Huile de pâquerette raffermissante

Dans un flacon de verre, mettez **une poignée de fleurs de pâquerette**. Versez dessus **25 cl d'huile d'olive** et bouchez le flacon. Laissez macérer 10 jours au soleil ou près d'une source de chaleur en remuant chaque jour. Filtrez.

Massez-vous le visage chaque soir avec cette huile raffermissante. Vous pouvez aussi l'utiliser sur votre poitrine !

Huile anti-rides

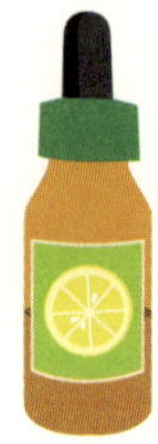

Mélangez :

- **1 c. à soupe d'huile de germe de blé**
- **5 gouttes d'huile essentielle de citron***
- **5 gouttes d'huile essentielle de marjolaine**

Versez dans un petit flacon.

Huile revitalisante

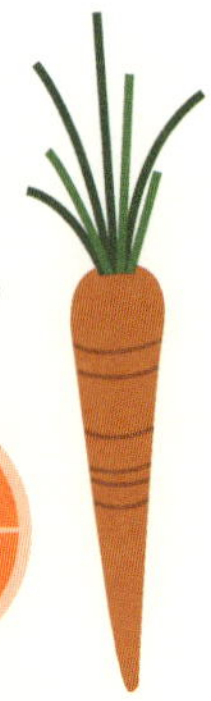

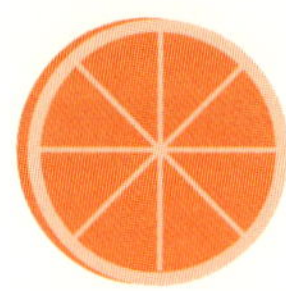

Ajoutez **5 gouttes de chacune des huiles essentielles suivantes : carotte, orange et ylang-ylang**, à **20 cl d'huile de germe de blé**.

Huile anti-rides pour peau grasse

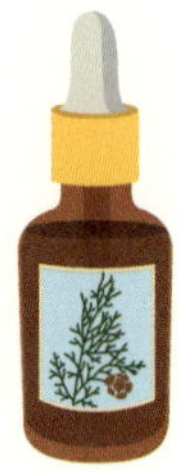

Mélangez :

- **1 c. à soupe d'huile d'olive**
- **5 gouttes d'huile essentielle de citron***
- **5 gouttes d'huile essentielle de cyprès**

Versez dans un petit flacon.

Massez chaque soir votre visage avec cette huile.

Le citron est anti-âge, le cyprès améliore la circulation et les deux huiles essentielles sont à la fois astringentes et antiseptiques, ce qui améliore les peaux grasses.

Mes recettes à moi contre les rides :

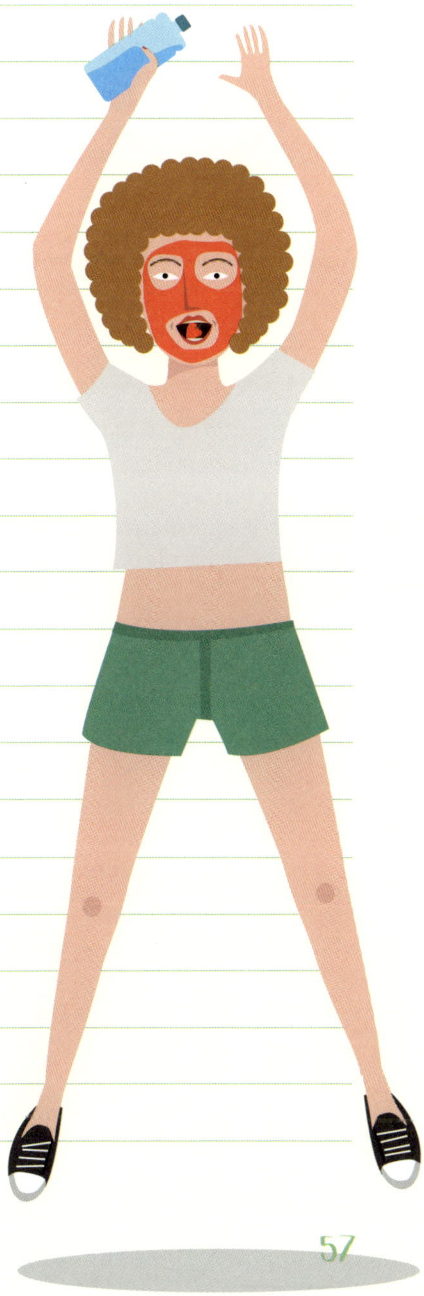

J'AI DES TACHES

Avec l'âge ou sous l'effet du soleil, vous pouvez voir apparaître des marques brunes sur votre visage ou sur vos mains. Voici quelques recettes de soins qui devraient les atténuer.

Compresses de persil

Faites bouillir **une botte de persil** dans **un demi-litre d'eau** pendant un quart d'heure. Laissez refroidir puis trempez des compresses dans cette infusion et mettez-les directement sur votre peau, là où elle est tachée. Laissez agir un quart d'heure.

Les compresses d'infusion de **coucous** (recette p. 26) sont également efficaces contre les taches.

Crème au persil

- **un bouquet de persil**
- **10 g de beurre de karité**
- **10 cl d'huile d'olive**

Passez le persil à la centrifugeuse pour en extraire le jus. Faites fondre le beurre de karité dans l'huile d'olive au bain-marie, puis retirez du feu et ajoutez le jus de persil. Remuez jusqu'à ce que le mélange ait complètement refroidi.

Huile de bruyère

Placez dans un bocal **une poignée de fleurs de bruyère**, ajoutez-y **un demi-litre d'huile d'olive**. Bouchez le bocal et laissez macérer dans un endroit sombre pendant 10 jours en remuant chaque jour le bocal. Puis filtrez l'huile et reversez-la dans le bocal.

Utilisez chaque soir en massage sur le visage. Cette huile aide aussi à faire disparaître les boutons d'acné.

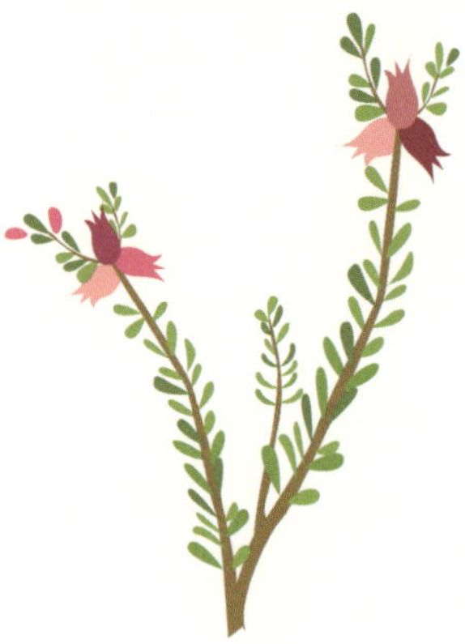

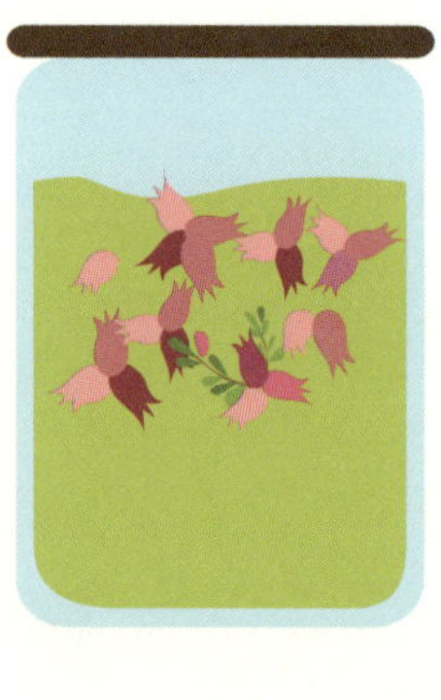

Décoction de romarin

Mettez **une bonne poignée de romarin en fleurs** dans **un demi-litre d'eau froide**, faites chauffer et laissez bouillir 2 minutes, puis laissez infuser un quart d'heure avant de filtrer.

Passez-vous matin et soir un coton imbibé de cette lotion sur le visage et sur les mains.

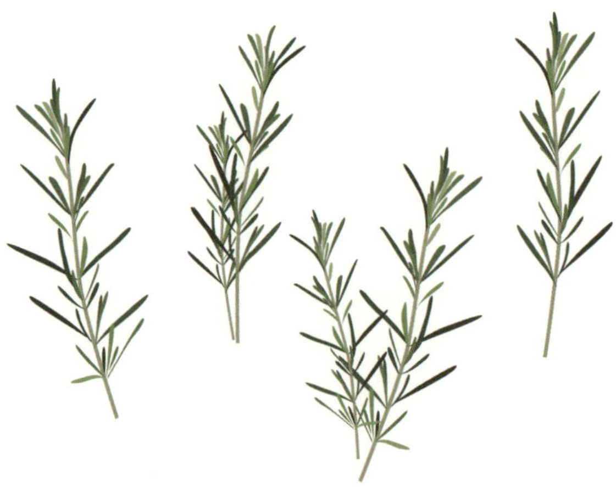

Trucs en vrac

Du citron : chaque matin, passez un citron coupé en deux sur vos taches. Elles s'éclairciront progressivement.

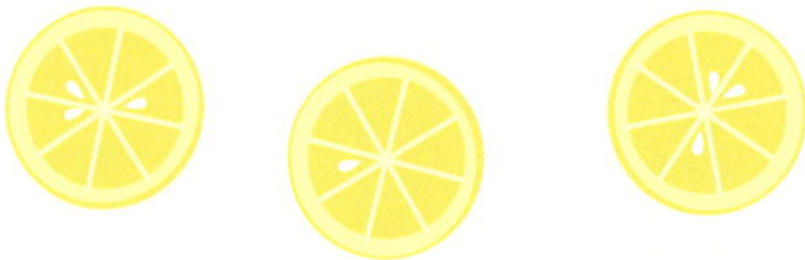

De l'oignon : coupez un oignon en deux et appliquez sur les taches, matin et soir, chaque jour. Plus efficace encore : broyez des oignons crus dans du **vinaigre** et frottez les taches avec cette préparation deux fois par jour.

Des fleurs : appliquez sur les taches **du suc de douce-amère** fraîchement cueillie, ou bien **du suc de pissenlit**.

Vous pouvez aussi utiliser comme tonique **une décoction de fleurs de pissenlit** : une poignée de fleurs bouillies dans 20 cl d'eau pendant 30 minutes.

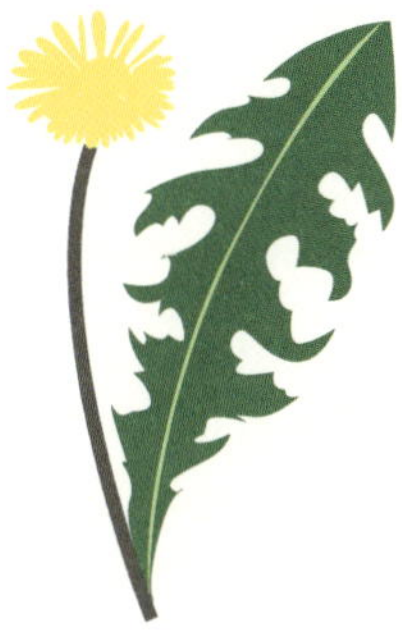

Dernière astuce contre les taches… d'encre

Un petit truc qui servira peut-être plus aux enfants de votre entourage qu'à vous-même : les taches d'encre sur les doigts disparaissent si on les frotte avec la face interne d'une peau de banane.

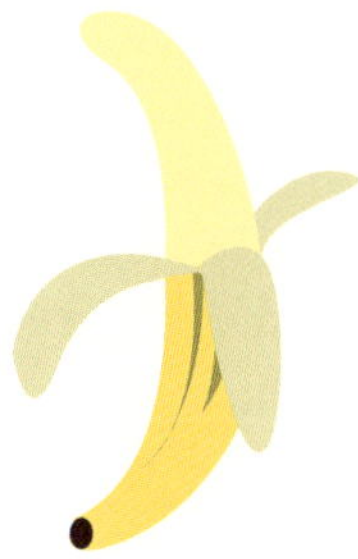

Mes recettes à moi contre les taches :

LES SOINS DU CORPS

Je veux un corps tonique !

Que l'on prenne de l'âge ou que l'on ait malmené sa peau en lui faisant subir des régimes yoyo ou en l'exposant de manière excessive aux rayons du soleil, elle devient, avec le temps, plus mince, plus fragile et moins ferme. Souvent, de la cellulite s'installe un peu partout, nos formes s'affaissent, et puis notre système circulatoire vieillit lui aussi (plus ou moins rapidement), et l'on voit parfois apparaître des varices, on a les jambes qui gonflent…

Pour atténuer tous ces désagréments et préserver à la peau un peu de jeunesse, on peut d'abord agir sur son hygiène de vie. Quelques principes tout simples :

▷ Ayez une activité physique régulière : cela permet d'activer la circulation sanguine, d'oxygéner les cellules et de regalber la silhouette. Si vous n'avez pas le temps de faire du sport, marchez dès que vous pouvez (30 minutes en tout par jour à une allure un peu rapide, c'est facile et c'est déjà très bien !), prenez les escaliers plutôt que l'ascenseur…

▷ Abusez des fruits et des légumes, crus de préférence : ils sont bourrés de nutriments essentiels à la bonne santé de l'organisme et surtout d'antioxydants, qui aident à lutter contre le vieillissement prématuré de la peau.

Consommez aussi des petits poissons gras (sardines, maquereaux) : riches en acides gras oméga-3 qui conditionnent la bonne santé de la peau et assurent son élasticité ainsi que celle des vaisseaux sanguins.

▷ Limitez en revanche les aliments oxydants : sucre blanc, farines blanches (dans le pain aussi), huile de palme, friture, graisses carbonisées, viande rouge, plats cuisinés et tous les aliments industriels. Préférez les farines et les sucres complets, et les cuissons douces (vapeur). Évitez les excès d'alcool.

▷ Ne fumez pas (ou alors pas trop) : le tabagisme fait lui aussi proliférer les radicaux libres qui oxydent les cellules et endommagent les fibres élastiques de la peau.

▷ Protégez votre peau lors des expositions solaires prolongées, et hydratez-la ensuite.

▷ Ne laissez pas votre peau se dessécher ; en hiver surtout, appliquez une crème hydratante et nourrissante.

Crèmes, bains, cataplasmes et massages

Pour améliorer l'aspect de la peau, on peut bien sûr compter aussi sur les bienfaits en externe des produits naturels. En plus des recettes données dans les pages qui suivent, celles du chapitre précédent peuvent être adaptées pour s'appliquer au corps : les recettes pour peaux sèches (p. 28-37) vous permettront de préparer des cosmétiques pour nourrir, réhydrater et adoucir vos mains ou vos jambes, les soins anti-couperose (p. 39-41) qui stimulent la circulation sanguine, seront utiles en cas de varices, et les laits, toniques et crèmes anti-rides (p. 50-56) exerceront leur action tonifiante et raffermissante sur votre décolleté, par exemple.

Quant aux bains, cataplasmes et massages, propres aux soins du corps, ils contribuent eux aussi, selon les ingrédients qui les composent, à éliminer les impuretés, apaiser les irritations, améliorer la circulation, désengorger les tissus ou retendre la peau. Pour les massages, on peut utiliser toute la palette des huiles végétales riches en actifs anti-âge (olive, amande douce, germe de blé, bourrache, onagre, argan, avocat, coco, noyau d'abricot, pépins de raisin), qui redonnent à la peau douceur, élasticité et tonicité. Les huiles essentielles sont utilisées, diluées dans un peu de l'une de ces huiles végétales ou dans un autre corps gras, pour leurs vertus adoucissantes (géranium rosat), drainantes (genévrier), ou pour leur effet bénéfique sur la circulation sanguine (cyprès, romarin, sauge, vétiver…). L'huile essentielle de citron est un anti-âge hors pair : purifiante, active sur la microcirculation superficielle et dans la production de collagène, elle stimule le renouvellement cellulaire et a sur la peau un effet unifiant, assouplissant et repulpant.

HUILES ESSENTIELLES, MODE D'EMPLOI

Parce qu'elles contiennent des actifs très concentrés, les huiles essentielles doivent être utilisées avec précaution.

* ***Lisez bien la notice** avant de les employer, assurez-vous qu'elles ne sont pas périmées, et respectez les dosages indiqués dans les recettes, ainsi que la fréquence d'utilisation recommandée.*

* ***Évitez** les produits à base d'huiles essentielles **en période de grossesse et chez les jeunes enfants.***

* *Avant d'utiliser une huile essentielle, **vérifiez que vous n'y êtes pas allergique** : appliquez-en une goutte diluée dans de l'huile d'olive ou d'amande douce sur la face interne de votre avant-bras et attendez 24 heures. Si une irritation, une rougeur ou des démangeaisons apparaissent, il se peut que vous soyez allergique à cette essence : mieux vaut alors ne pas l'employer.*

* ***Les huiles essentielles ne sont pas solubles dans l'eau, n'en versez donc jamais directement dans votre bain** : elles resteraient à la surface et risqueraient de vous causer brûlures et irritations. Mélangez-les avec du lait en poudre avant de les ajouter à votre bain et, pour vos autres préparations, diluez-les dans de l'huile végétale, du miel, de la crème fraîche, de l'argile déjà délayée…*

* ***N'utilisez jamais d'huile essentielle d'agrumes (citron, orange…) sur votre peau avant de vous exposer au soleil** ; elles sont photosensibilisantes et risqueraient de vous laisser des marques indélébiles !*

J'AI UNE PEAU DE CROCO

Il arrive qu'avec le froid la peau des jambes se dessèche et se craquelle, causant des démangeaisons et nous donnant un look de reptile en pleine mue dont on se passerait bien ! La peau des mains, elle, peut aller jusqu'à se fissurer en crevasses très douloureuses. Voici quelques recettes pour garder (ou retrouver) une peau veloutée.

Masque nourrissant pour le corps à l'avocat et au citron

Mélangez au mixeur :

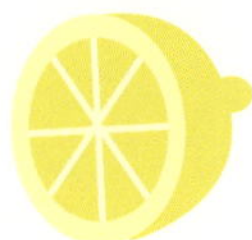

- **un demi-avocat**
- **2 c. à soupe d'huile d'olive**
- **le jus d'un demi-citron**

Étalez sur la peau. Laissez en place un quart d'heure, puis nettoyez avec le jus d'un citron dilué dans de l'eau minérale. Si votre peau tire trop, massez ensuite doucement avec de l'huile d'olive.

Variantes à la fraise, à la banane, au concombre

À la place de l'avocat, vous pouvez utiliser, au choix selon la saison : **40 g de fraises**, **une demi-banane**, **30 g de concombre**.

Attention : ces mélanges doivent être conservés au réfrigérateur et jamais plus de 48 heures.

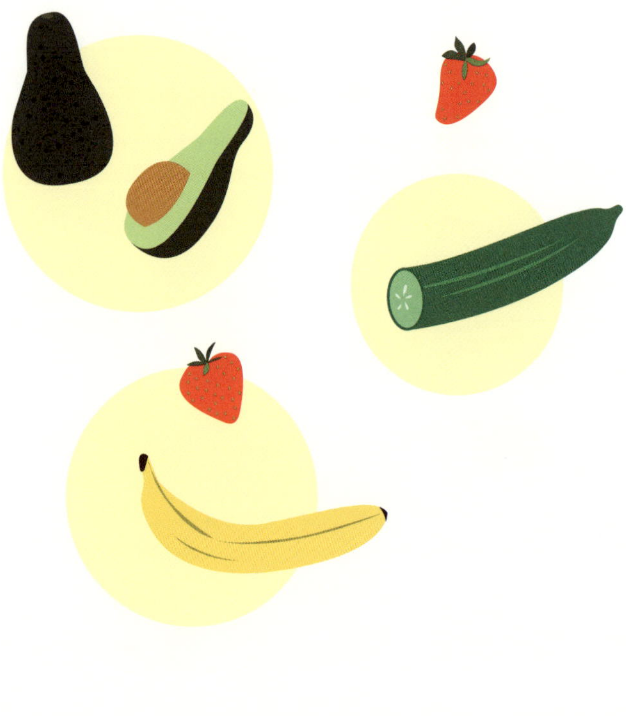

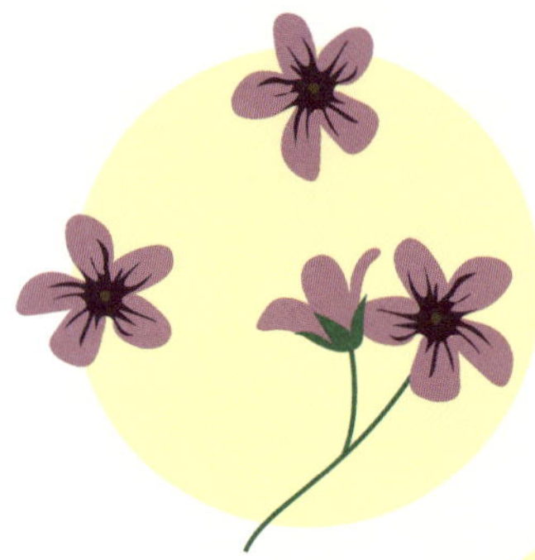

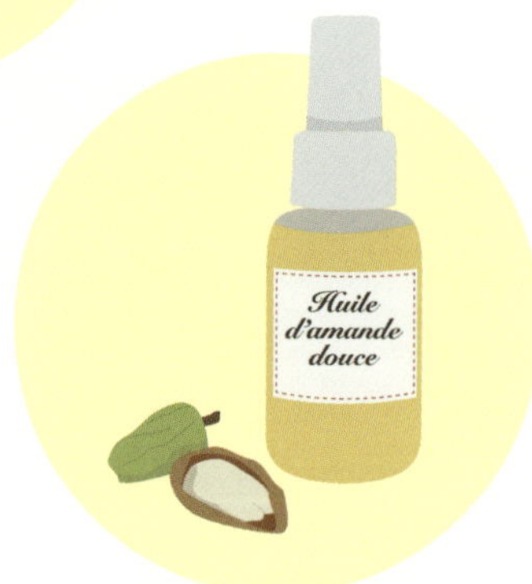

Crème adoucissante au géranium rosat

- **3 c. à soupe d'huile d'amande douce**
- **1 grosse c. à café de cire d'abeille**
- **2 c. à soupe d'eau minérale bouillante**
- **10 gouttes d'huile essentielle de géranium rosat**

Faites doucement fondre la cire dans l'huile au bain-marie, puis retirez du feu. Laissez refroidir quelques instants puis, quand le mélange commence à épaissir légèrement, ajoutez l'eau très chaude et fouettez vigoureusement jusqu'à obtenir une consistance crémeuse et légèrement mousseuse. Ajoutez alors l'huile essentielle et fouettez encore jusqu'au refroidissement. Mettez dans un pot fermé et laissez la crème durcir au moins une heure avant de l'utiliser. Conservez au réfrigérateur.

Massez vos jambes avec cette crème le matin après la douche, ou dès que la peau vous démange.

Bain de douceur (lait, amande et miel)

- **5 c. à soupe de miel**
- **un litre de lait entier chaud**
- **20 g de poudre d'amande**

Délayez le miel dans le lait chaud, ajoutez la poudre d'amande et remuez bien.

Ajoutez à l'eau de votre bain.

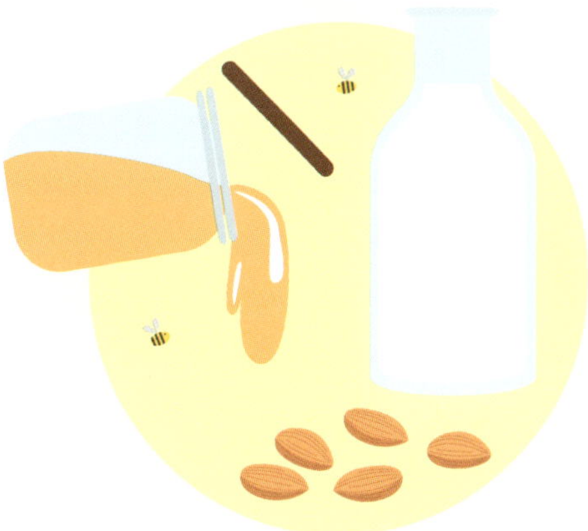

Bain à l'avoine

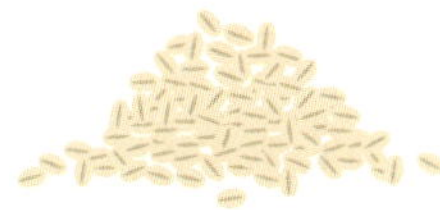

Mettez **2 bonnes poignées de flocons d'avoine** dans **1 litre d'eau froide**, faites chauffer et laissez bouillir 10 minutes. Filtrez ensuite à travers un torchon fin que vous tordrez pour bien presser l'avoine.

Ajoutez le jus obtenu à l'eau de votre bain.

Ou alors : laissez macérer **150 g d'avoine** dans **3 litres d'eau** pendant une heure. Ensuite, faites bouillir, puis versez directement dans votre baignoire si vous ne craignez pas de boucher l'évacuation – sinon, filtrez avant.

Non diluée, cette même bouillie peut être utilisée pour faire **des bains de pieds** qui soulagent les durillons, les ampoules, les cors et même les ongles incarnés.

Contre les crevasses des mains

Crème au miel et au blé

- **2 c. à soupe de lanoline**
- **2 c. à soupe d'huile germe de blé**
- **1 c. à soupe de miel d'acacia**

Faites fondre la lanoline au bain-marie, puis incorporez l'huile et le miel en remuant bien avec un fouet jusqu'à ce que le mélange ait refroidi. Mettez dans un pot.

Massez chaque matin et chaque soir vos mains avec cette crème (à conserver au réfrigérateur).

Masque nourrissant au géranium rosat

- **1 c. à soupe de beurre de karité**
- **1 c. à soupe d'huile de germe de blé**
- **1 c. à soupe d'huile d'avocat**
- **10 gouttes d'huile essentielle de géranium rosat**

Au bain-marie, faites fondre le beurre de karité dans le mélange d'huiles, puis retirez du feu et ajoutez l'huile essentielle. Mélangez bien.

Appliquez cette pâte sur vos mains et laissez agir une demi-heure avant de rincer.

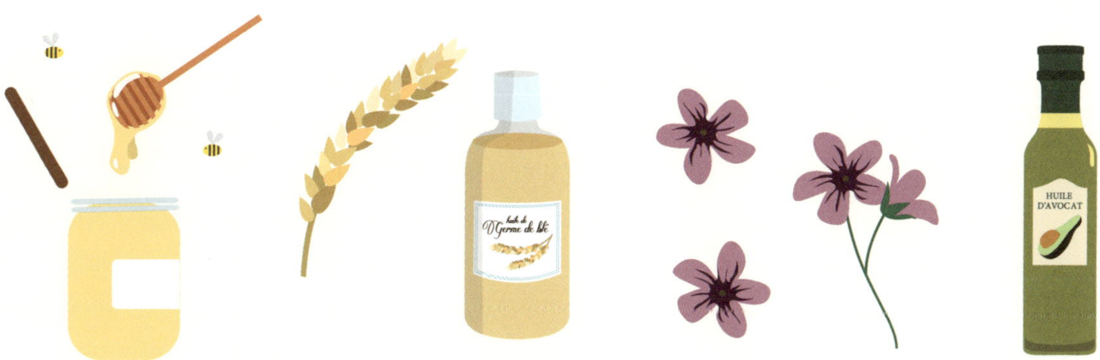

Purée de patates anti-crevasses

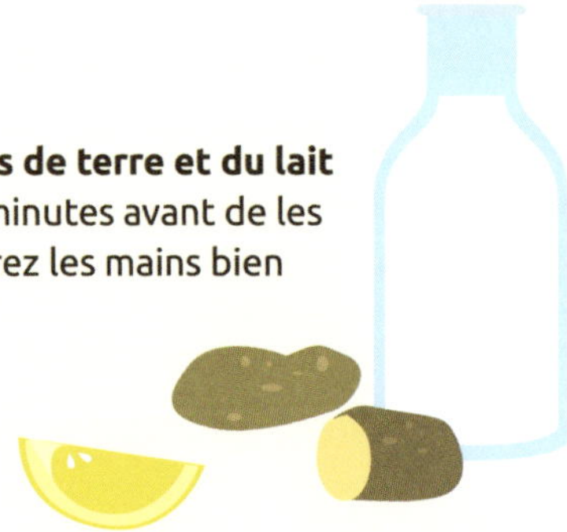

Quand vous faites de la purée de pommes de terre, avec **de vraies pommes de terre et du lait** (pas des flocons !), prenez un peu de purée et frottez-en vos mains 2 ou 3 minutes avant de les rincer à l'eau tiède. Passez ensuite un jus de citron sur votre peau. Vous aurez les mains bien plus douces !

Vous pouvez aussi en profiter pour masser vos ongles : pour les rendre plus solides et plus brillants, **ajoutez de l'huile d'olive et du jus de citron à la purée**, et massez pendant 5 minutes. Rincez avec de l'eau citronnée.

Toutes les recettes contre les dartres (p. 36-37) sont également efficaces contre les irritations de la peau sèche et les crevasses.

Mes recettes à moi contre la peau de croco et les crevasses :

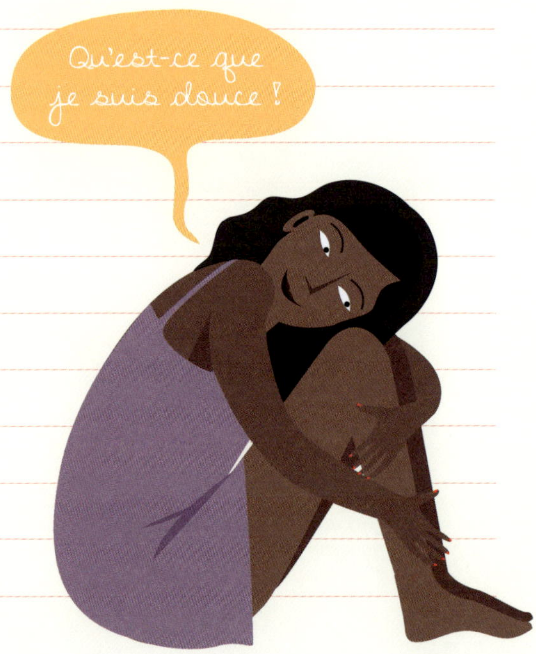

JE ME TROUVE FLASQUE

Cela vous contrarie plus ou moins selon les jours, mais c'est une évidence : avec l'âge, la peau se relâche et l'on se met à pendouiller d'un peu partout : des bras, du ventre, des fesses, des seins… On n'y peut pas grand-chose, mais certains ingrédients naturels peuvent quand même nous aider à raffermir tout ça.

CITRON ET GÉRANIUM

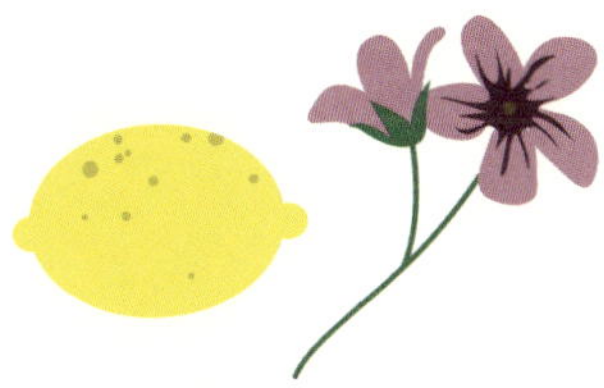

Antioxydant et impliqué dans la synthèse du collagène, qui assure la densité de notre peau, le citron permet de lutter contre les signes du vieillissement. Associé au géranium rosat, il assouplit la peau.

Huile minute

Mélangez :

- **5 c. à soupe d'huile d'avocat**
- **5 c. à soupe d'huile de germe de blé**
- **10 gouttes d'huile essentielle de citron***
- **10 gouttes d'huile essentielle de géranium rosat**
- **20 gouttes d'huile essentielle de cyprès**

Massez-vous le corps avec cette huile après chaque douche ou chaque bain.

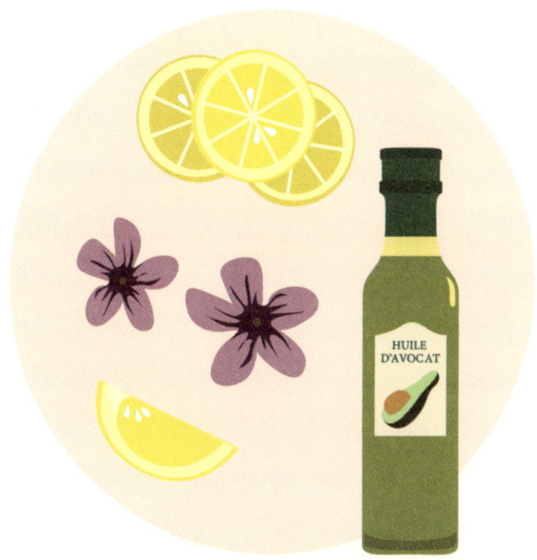

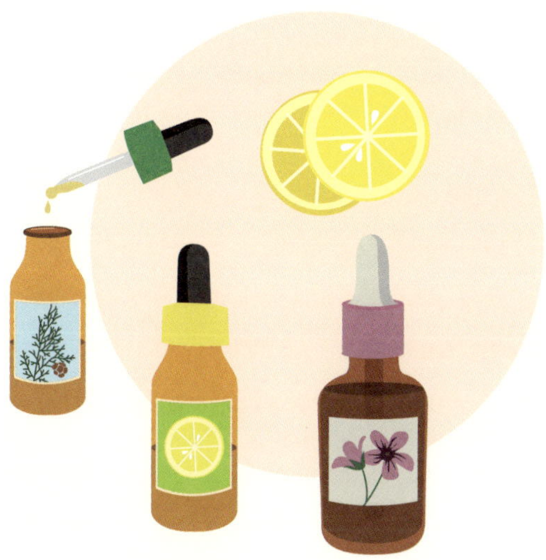

Crème restructurante

- **20 g de cire d'abeille**
- **10 cl d'huile d'avocat**
- **1 c. à café de jus de citron**
- **2 gouttes d'huile essentielle de géranium rosat**
- **2 gouttes d'huile essentielle de vétiver**
- **2 g de teinture benjoin**

Au bain-marie, faites fondre la cire dans l'huile, puis retirez du feu et ajoutez en remuant bien le citron, les huiles essentielles et le benjoin. Continuez à remuer jusqu'à ce que la crème ait refroidi.

Appliquez cette crème matin et soir sur votre peau, en massant pour bien faire pénétrer.

UN BON BAIN

Voici quelques recettes de bains adoucissants et tenseurs, pour vous détendre sans vous ramollir !

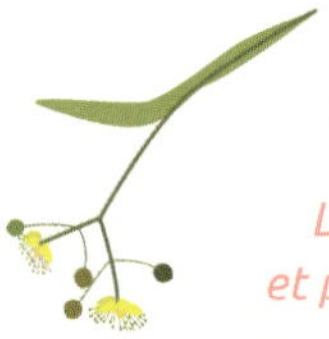

Bain au tilleul

Le tilleul chasse les impuretés de la peau, l'adoucit et prévient le relâchement.

Préparez une infusion corsée de **tilleul** et ajoutez-la à l'eau de votre bain.

Bain tenseur à la prêle et au romarin

- **une poignée de prêle**
- **une poignée de romarin**
- **un litre de lait bouillant**

Faites infuser la prêle et le romarin dans le lait bouillant pendant une demi-heure, filtrez.

Ajoutez à l'eau de votre bain. Cette préparation aide à retendre la peau, par exemple après une perte de poids importante.

Bain au miel, lait et carotte

- **un litre de lait entier**
- **3 c. à soupe de miel**
- **un verre de jus carotte**

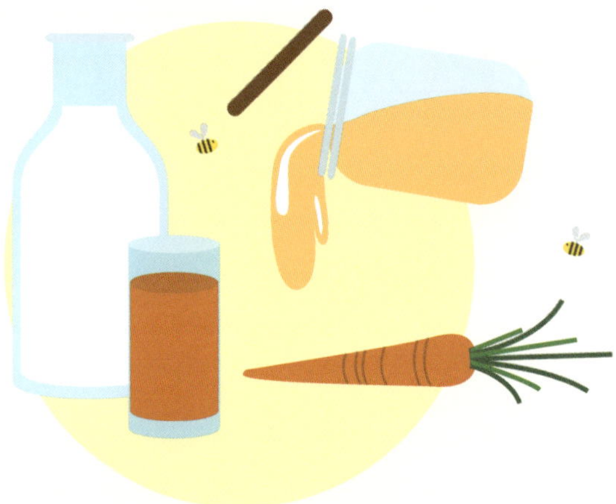

Faites tiédir le lait, ajoutez le miel et remuez bien. Retirez du feu et ajoutez le jus carotte.

Ajoutez cette préparation à votre bain.

Vinaigre rosat

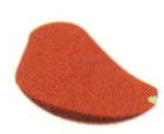

- **100 g de pétales de roses de Provins**
- **75 cl de vinaigre de cidre**

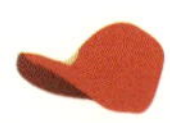

Dans une bouteille d'un litre, introduisez les pétales de roses et couvrez de vinaigre de cidre, puis laissez la bouteille dans un endroit chaud et si possible ensoleillé pendant trois semaines. Au bout de ce temps, filtrez.

Ajoutez 2 ou 3 cuillerées à soupe de ce vinaigre à votre bain.

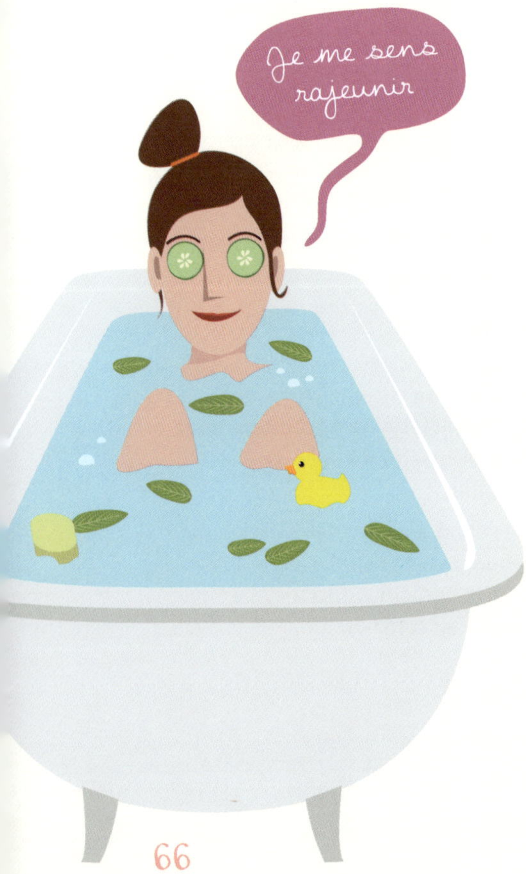

Pschitt à la camomille

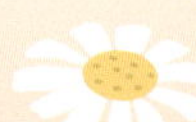

Versez **un demi-litre d'eau bouillante** sur **une quinzaine de têtes de camomille** (fleurs sèches). Laissez infuser un quart d'heure puis filtrez. Attendez que l'infusion soit froide pour la mettre dans un flacon vaporisateur.

Après votre douche, séchez-vous bien et vaporisez votre lotion de camomille sur votre peau. Laissez sécher à l'air.

ET ENCORE...

Huile raffermissante

- **un demi-litre d'huile d'olive**
- **2 c. à soupe de prêle**
- **2 c. à soupe de fleurs de souci**
- **2 c. à soupe d'écorces de citron séchées**
- **10 gouttes d'huile essentielle de géranium rosat**
- **10 gouttes d'huile essentielle de vétiver**

Faites chauffer l'huile au bain-marie pendant une heure, à feu doux, avec la prêle, le souci et le citron, puis retirez du feu et mettez la préparation dans un flacon bouché. Laissez macérer pendant 10 jours près d'une source de chaleur (au soleil en été, près d'un radiateur en hiver) en remuant chaque jour le flacon. Filtrez, ajoutez les huiles essentielles et remettez en flacon.

Appliquez cette huile après la douche ou le bain en massages pour bien faire pénétrer.

Pur jus de pommes en lotion

Passez **2 pommes** à la centrifugeuse et utilisez leur jus en lotion sur votre visage, vos seins ou votre ventre dont il raffermira l'épiderme.

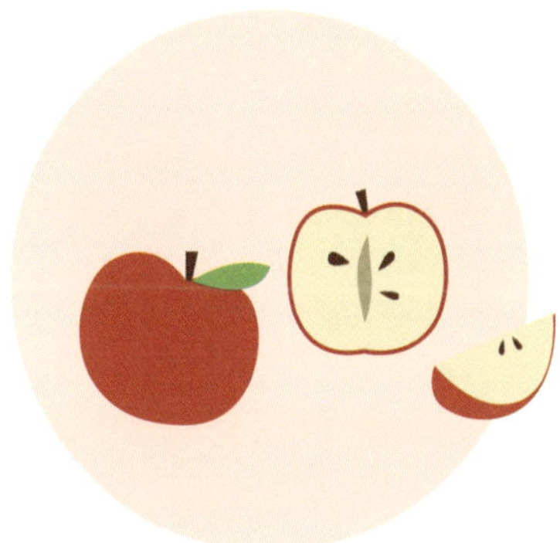

L'huile à la pâquerette (recette p. 56), efficace contre les rides, raffermit aussi très bien la poitrine !

Mes recettes à moi contre la peau ramollo :

J'AI DE LA CELLULITE

La cellulite est bien rebelle. A priori, pas de recette pour la faire disparaître complètement, ni pour l'atténuer très rapidement. Mais avec l'aide de quelques ingrédients naturels (citron, sauge, origan, cyprès, varech, argile...) et un peu de persévérance, vous devriez retrouver espoir.

Massages

Les massages permettent de désincruster les capitons, de décongestionner, d'éliminer les déchets et d'améliorer la circulation superficielle, autant d'atouts qui accélèrent l'élimination de la cellulite.
Chaque jour sous la douche, massez les régions affectées avec une loofah végétale ou un gant de massage.
Appliquez ensuite cette huile anti-cellulite :

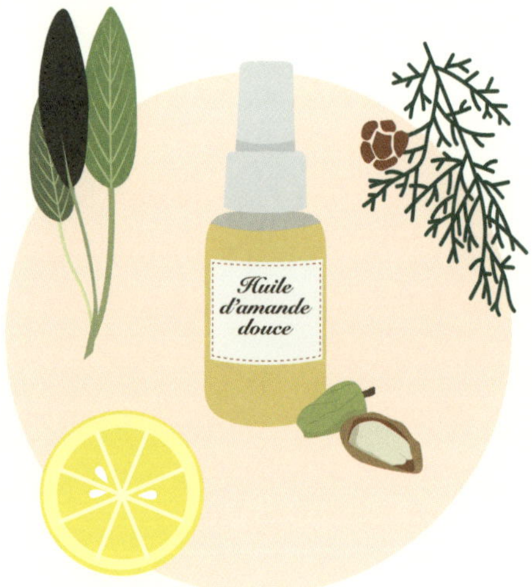

Huile de massage anti peau d'orange

Mélangez :

- **10 cl d'huile d'olive ou d'amande douce**
- **40 gouttes d'huile essentielle de citron***
- **20 gouttes d'huile essentielle de sauge**
- **40 gouttes d'huile essentielle de cyprès**

Vous pouvez remplacer l'H.E. de sauge par **de l'H.E. de genévrier.**

Faites pénétrer cette huile au niveau de vos zones cellulitiques en massant (même si ça fait mal au début !) chaque jour après la douche ou le bain.

Crème tonifiante

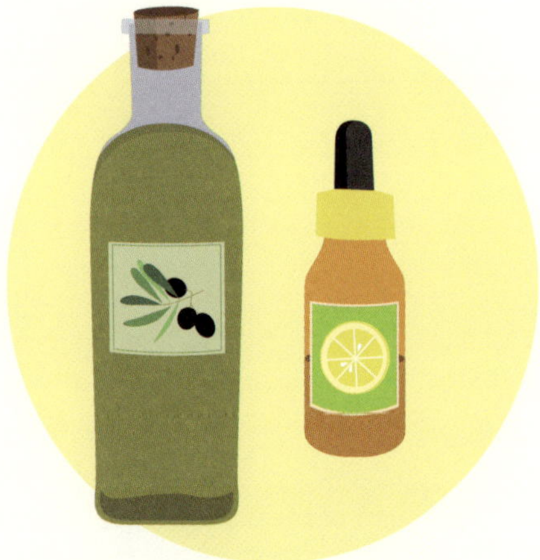

Crème à l'origan

- **40 g de vaseline**
- **20 g de lanoline**
- **2 c. à soupe d'huile d'olive**
- **15 gouttes d'huile essentielle d'origan**
- **5 gouttes d'huile essentielle de citron***

Au bain-marie, faites chauffer la vaseline, la lanoline et l'huile d'olive, puis, quand le mélange est homogène, ajoutez les huiles essentielles. Mélangez intimement.

Appliquez après la douche.

Trois cataplasmes drainants

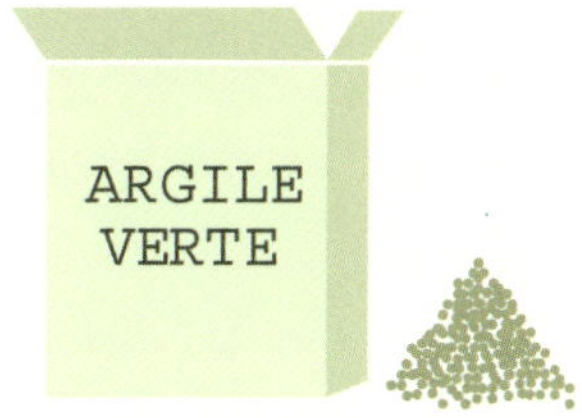

Argile, citron et sauge

- **l'écorce d'un citron** non traité
- **25 cl d'eau**
- **de l'argile verte en poudre**
- **5 gouttes d'huile essentielle de citron***
- **5 gouttes d'huile essentielle de sauge**

Faites bouillir l'écorce de citron dans l'eau pendant 10 minutes, puis laissez infuser 10 minutes encore avant de filtrer. Délayez l'argile dans cette décoction jusqu'à obtenir une pâte homogène. Ajoutez les huiles essentielles et remuez intimement.

Appliquez sur vos zones rebelles et laissez agir 20 minutes, puis rincez.

Argile et reines-des-prés

- **une poignée de reines-des-prés séchées**
- **un demi-litre d'eau bouillante**
- **de l'argile verte en poudre**

Faites infuser les reines-des-prés dans l'eau bouillante pendant 10 minutes, puis délayez-y assez d'argile pour obtenir une pâte bien lisse, et appliquez-la sur vos zones engorgées.

Laissez en place une demi-heure puis rincez à l'eau tiède.

Vous pouvez remplacer les reines-des-prés par 5 cuillerées à soupe de feuilles de sauge sèches. Dans ce cas, laissez infuser un quart d'heure.

Huile anti-vergetures

Pour assouplir votre peau et éviter qu'elle « craque », mélangez **50 ml d'huile d'avocat** avec **20 gouttes d'huile essentielle de citron***, et appliquez chaque jour cette huile en massages sur vos seins, vos cuisses et vos hanches.

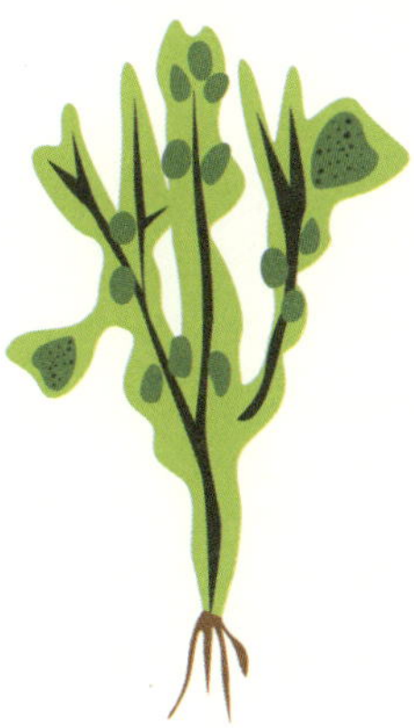

Cataplasme aux algues

Mélangez :

- **une poignée de varech séché** passé au moulin à café
- **50 g de fromage blanc** battu
- **2 c. à soupe d'huile de germe de blé**

Étalez sur vos zones cellulitiques et laissez une demi-heure avant de rincer.

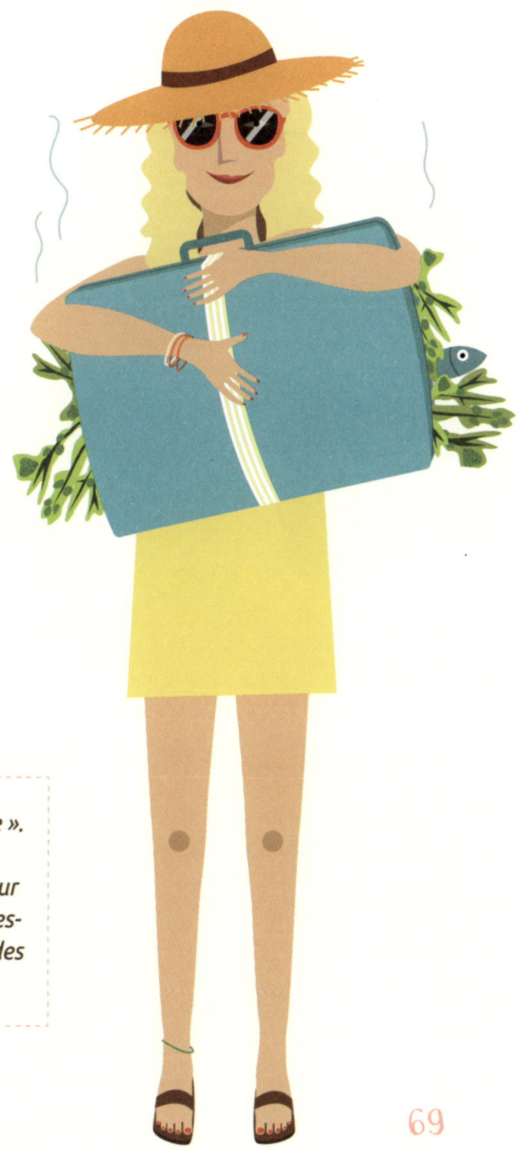

Le Dr Valnet parle du varech comme d'un « amaigrissant absorbant de la graisse ». C'est sans doute sa composition complexe en oligo-éléments et sa richesse en iode qui lui confèrent de telles vertus. Si vous allez à la mer, l'été, profitez-en pour frotter vos cuisses et votre ventre avec du varech frais. Et si vous le pouvez, faites-en sécher une petite quantité, que vous pourrez rapporter et utiliser pour faire des cataplasmes toute l'année.

J'AI LES JAMBES LOURDES

Avec l'âge, les veines deviennent moins toniques et peinent à faire remonter le sang des jambes vers le cœur. Résultat : le sang stagne, les vaisseaux superficiels se dilatent, les jambes enflent et des varicosités apparaissent. Que faire ? Améliorer la circulation avec des cataplasmes, des massages doux, des bains et des tisanes, à préparer vous-même.

Trois cataplasmes stimulants

Lierre grimpant

Passez **une bonne poignée de feuilles de lierre** au mixeur avec **un peu d'eau**.

Étalez sur vos jambes et enveloppez dans une grande bande. Laissez agir une heure avant de rincer.

Le lierre grimpant est vasoconstricteur (il provoque la contraction des vaisseaux sanguins) ; il est donc bénéfique contre les varices et la mauvaise circulation des jambes en général.

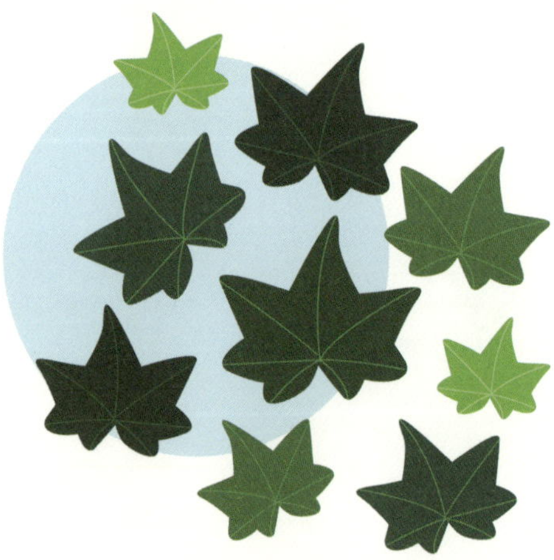

Bouillon blanc

Dans **un demi-litre de lait** entier ou demi-écrémé froid, mettez **des feuilles fraîches de bouillon blanc**. Faites chauffer jusqu'à l'ébullition. Égouttez les feuilles et laissez-les tiédir.

Appliquez directement sur vos varices ou vos varicosités. Laissez agir un quart d'heure avant de rincer.

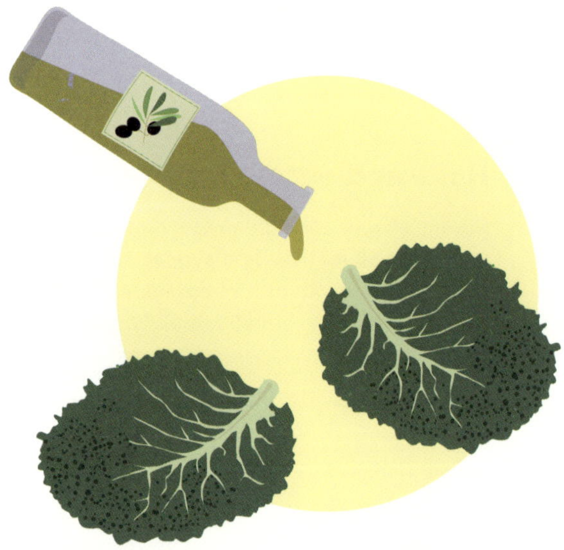

Chou

Passez au mixeur **4 belles feuilles de chou** en ayant eu soin, auparavant, d'enlever les nervures trop épaisses. Ajoutez **2 cuillerées à soupe d'huile d'olive** et remuez bien.

Appliquez sur vos jambes en maintenant avec une bande. Laissez en place une demi-heure. Si vous ressentez des douleurs ou des picotements, retirez le cataplasme. Vous être peut-être allergique au chou. Sinon, renouvelez deux à trois fois par semaine, en laissant à chaque fois un peu plus longtemps.

Des soins qui font dégonfler

Compresses soulageantes

- **une dizaine de cônes de cyprès séchés**
- **une dizaine de baies de genièvre**
- **une écorce de citron** non traité
- **un demi-litre d'alcool fort (calvados ou cognac)**
- **50 gouttes d'huile essentielle de menthe**
- **50 gouttes d'huile essentielle de citron***

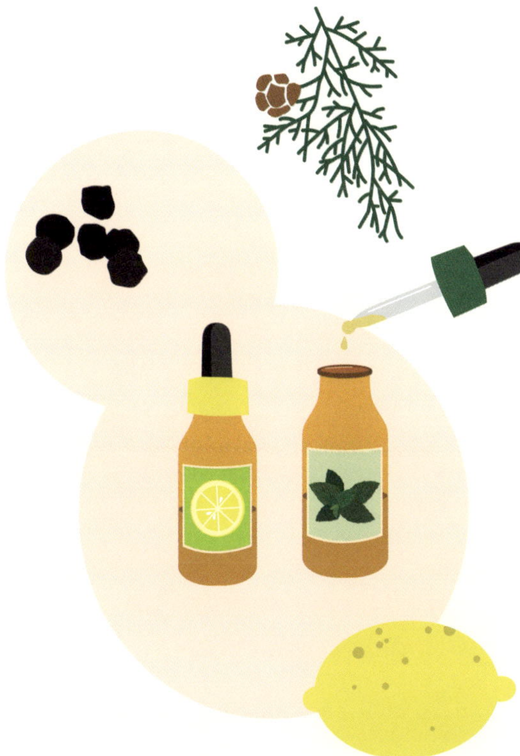

Écrasez au pilon les cônes de cyprès et les baies de genièvre, puis mettez-les dans un flacon avec l'écorce de citron et l'alcool. Laissez macérer pendant une dizaine de jours à l'abri de la lumière, en ayant soin de remuer le flacon chaque jour. Filtrez. Ajoutez les huiles essentielles et secouez bien.

Utilisez cette préparation en compresses pour faire désenfler vos jambes et vos chevilles. Laissez agir 10 minutes. Vous pouvez garder cette lotion plusieurs années à condition de la conserver bien bouchée, à l'abri de la lumière.

Cataplasme à la reine-des prés et aux huiles essentielles tonifiantes

- **2 c. à soupe de reines-des-prés séchées**
- **20 cl d'eau bouillante**
- **de la poudre d'argile verte**
- **5 gouttes d'huile essentielle de cyprès**
- **5 gouttes d'huile essentielle de genévrier**
- **5 gouttes d'huile essentielle de citron***

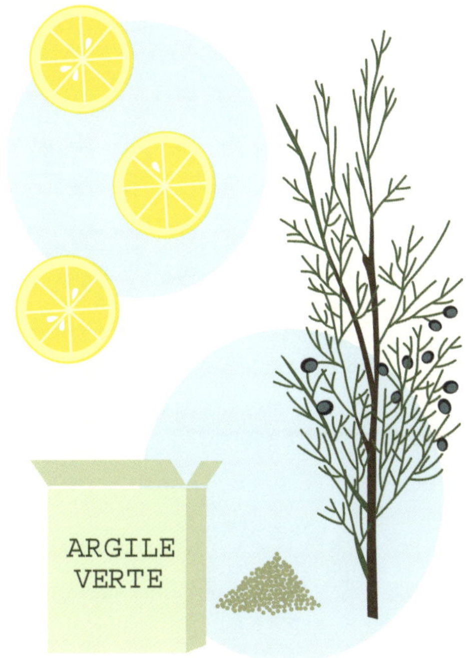

Faites infuser les reines-des-prés dans l'eau bouillante pendant 10 minutes, laissez tiédir, puis délayez de la poudre d'argile verte dans cette infusion jusqu'à obtenir une pâte lisse. Ajoutez les huiles essentielles.

Appliquez en cataplasme sur vos chevilles et laissez agir 20 minutes avant de rincer à l'eau froide citronnée.

Compresses d'hamamélis ou d'achillée

Faites infuser **une poignée de feuilles d'hamamélis** dans **un demi-litre d'eau bouillante** pendant un quart d'heure. Filtrez et laissez refroidir.

Trempez des compresses dans cette infusion et appliquez-les directement sur vos jambes. Vous pouvez faire de même avec de l'achillée.

Une huile de massage tonifiante

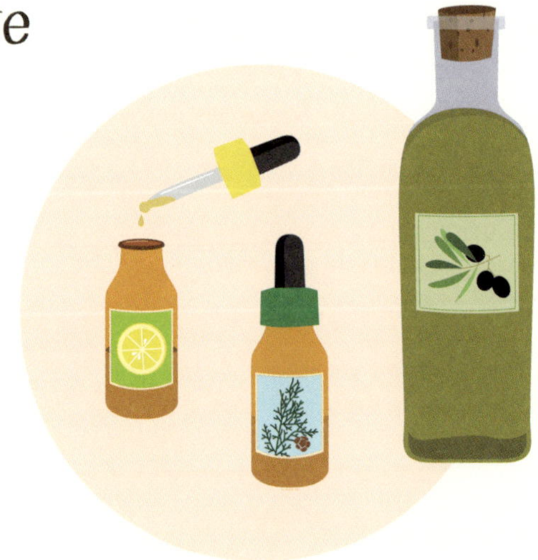

Mélangez :
- **10 cl d'huile d'olive**
- **50 gouttes d'huile essentielle de cyprès**
- **20 gouttes d'huile essentielle de citron***

Massez vos jambes avec cette huile, en partant des chevilles et en remontant.

Les huiles essentielles de citron et de cyprès, qui activent la circulation et tonifient les vaisseaux sanguins, aident à faire dégonfler les jambes et réduisent les varices.

Un bain de pieds qui soulage

- **1 c. à soupe de lait en poudre**
- **10 gouttes d'huile essentielle de cyprès**
- **5 gouttes d'huile essentielle de citron***
- **une bassine d'eau tiède** (environ 35 °C)

Mélangez les huiles essentielles dans le lait en poudre et versez dans l'eau tiède.

Plongez vos pieds dans la bassine et restez ainsi pendant un quart d'heure.

Vous pouvez aussi jeter simplement dans l'eau une poignée de sel marin. Effet relaxant garanti.

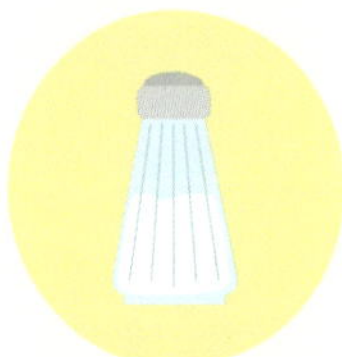

Soins relaxants et adoucissants pour pieds fatigués

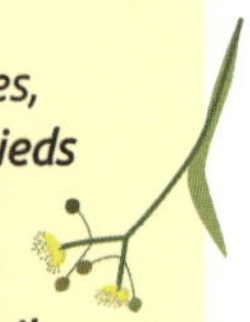

*Si vous avez les pieds sensibles, fatigués, prenez **un bain de pieds dans une infusion de tilleul**. Si la peau est rêche et sèche, finissez par **un massage à l'huile d'olive**. Si vos pieds sont fatigués, massez-les avec **un jus de citron**.*

***Tilleul, citron et huile d'olive** peuvent être utilisés ensemble, ou l'un après l'autre, dans cet ordre.*

Des tisanes

De nombreuses plantes ont une action bénéfique en interne sur la circulation. Voici deux recettes de tisanes qui devraient aider à faire dégonfler vos jambes et à prévenir ou soulager les varices :

Vigne rouge

C'est le remède le plus couramment employé contre les troubles circulatoires. On le prépare en faisant infuser **une cuillerée à café de feuilles** dans **une tasse d'eau** pendant 10 minutes.

Buvez 2 à 4 tasses par jour en cure d'un mois. Vous pouvez aussi utiliser sa décoction en bain de pieds (2 poignées de feuilles bouillies dans un litre d'eau pendant 15 minutes).

Plantain

Préparez une décoction avec **10 à 20 g de plante entière** (feuilles, fleurs et même racines), à faire bouillir 10 minutes dans **un litre d'eau**.

Buvez une tasse à chaque repas.

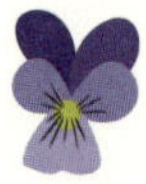

La tisane de pensée sauvage (recette p. 43), soigne aussi la mauvaise circulation, ainsi que la décoction d'hamamélis et les infusions d'achillée et de mélilot.

Mes recettes à moi contre les jambes lourdes et les varices :

JE VEUX BRONZER

Bronzée, la peau est souvent unifiée et paraît plus ferme, plus douce. Mais les rayons qui nous embellissent peuvent aussi, faute d'une protection adéquate, se révéler destructeurs. Pour mieux dorer, apaiser les éventuels coups de soleil et garder son hâle plus longtemps, il y a des recettes efficaces, mais pour bronzer sans brûler, n'oubliez pas de vous protéger !

Activateurs de bronzage

Toutes les recettes de crèmes hydratantes et "bonne mine" données dans ce livre prépareront votre peau au soleil et l'aideront à bronzer mieux et plus vite, sans vous dispenser pour autant de l'usage d'une crème solaire. Attention : les deux soins suivants, qui utilisent l'huile essentielle de carotte ou le millepertuis, sont à appliquer le soir qui précède l'exposition (et pas le jour même), pour éviter de possibles réactions de photosensibilisation (apparition de taches).

Masque à la carotte

- 1 jaune d'œuf
- 2 c. à café de yaourt nature
- 1 c. à café d'huile d'olive
(ou de jojoba, d'argan, de sésame…)
- 5 gouttes d'huile essentielle de carotte

Battez le jaune d'œuf avec le yaourt, ajoutez l'huile végétale en remuant, puis l'huile essentielle de carotte.

Appliquez sur votre visage et votre cou et laissez agir 20 minutes avant de rincer avec un tonique.

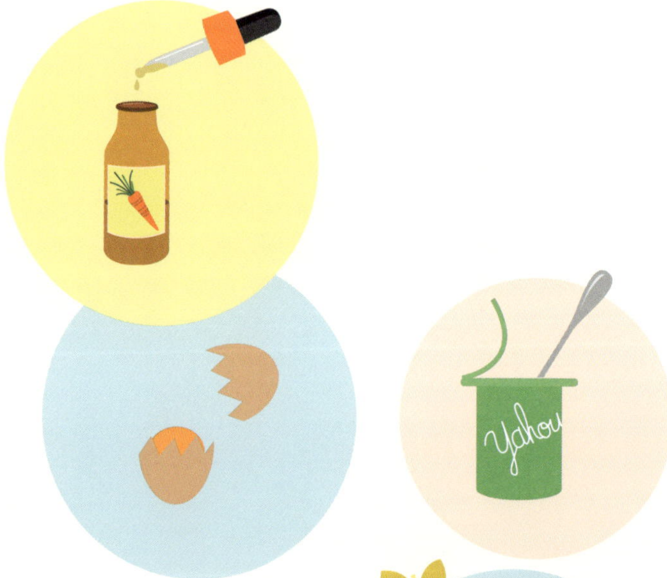

Crème carotte-millepertuis

- 2 c. à café de fleurs de millepertuis
- 10 cl d'huile d'olive
(ou de jojoba, d'argan, de sésame…)
- 20 g de cire d'abeille
- 5 gouttes d'huile essentielle de carotte
- 2 g de benjoin

Faites macérer le millepertuis dans l'huile d'olive, au soleil, pendant 10 jours. Filtrez. Faites fondre la cire dans l'huile végétale au bain-marie, puis retirez du feu et ajoutez l'huile essentielle de carotte et le benjoin. Remuez jusqu'à ce que le mélange ait refroidi.

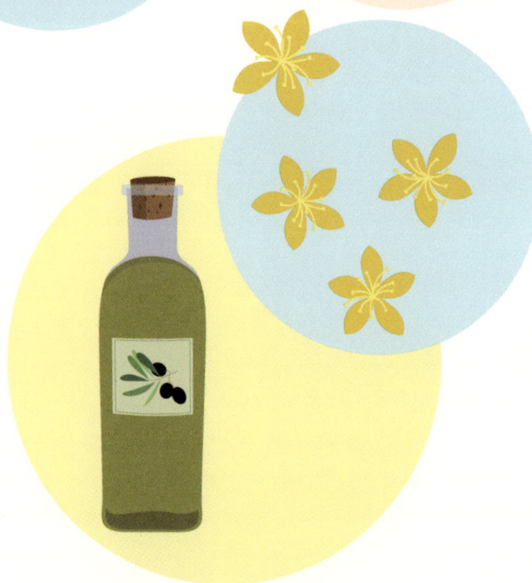

Soins après-soleil

La peau, à l'état naturel, est constituée de 70 % d'eau en moyenne, une proportion essentielle à son équilibre et à sa beauté. Lors de l'exposition solaire, cette eau, sous l'effet de la chaleur, s'évapore en partie. Il est donc essentiel, après l'exposition, d'hydrater l'épiderme et de reconstituer l'indispensable film hydrolipidique. Non seulement vous préserverez ainsi son élasticité et sa fermeté à la peau, mais vous ferez durer votre teint hâlé plus longtemps.

Ces recettes maison doivent être appliquées sur une peau nettoyée de toute trace de crème solaire, maquillage, sel… Elles sont efficaces sur le visage comme sur le corps.

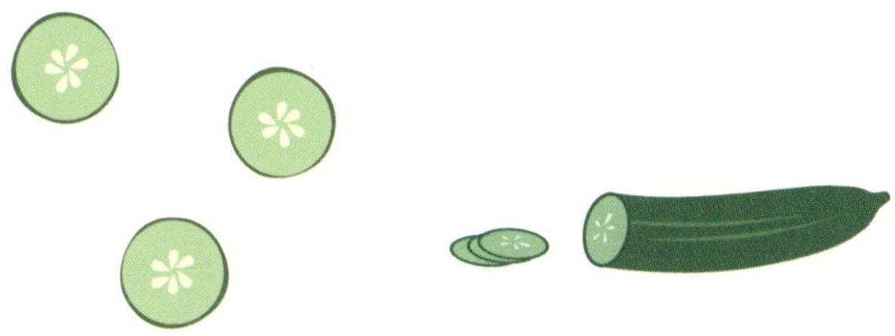

Après-soleil au concombre

Passez **1 concombre** à la centrifugeuse ou au mixeur et filtrez pour en recueillir le jus. Ajoutez **2 cuillerées à soupe d'huile d'amande douce** et secouez.

Appliquez cet après-soleil pour hydrater votre peau, le soir, après votre toilette.

Si vous avez cramé…

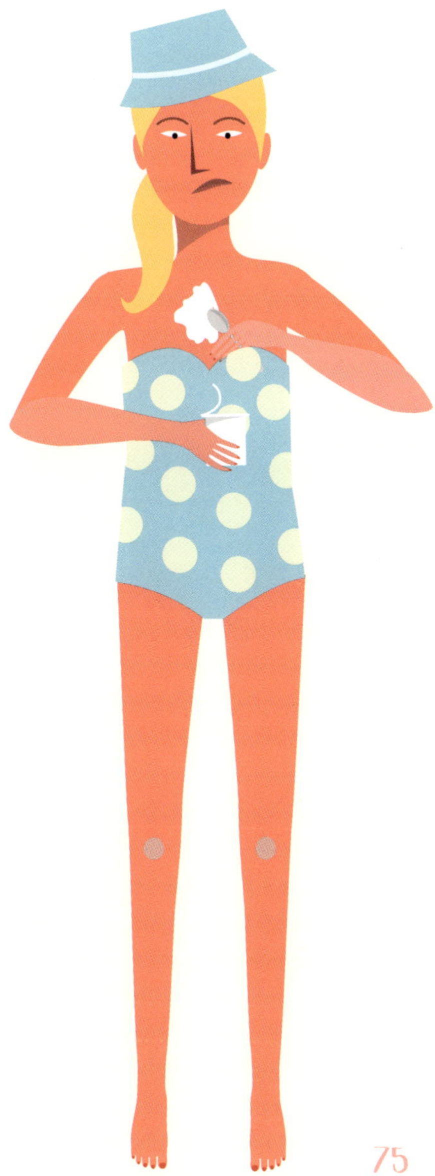

Masque apaisant au yaourt

Battez ensemble **1 blanc d'œuf** avec **1 yaourt**.

Appliquez sur votre visage et votre cou et laissez sécher avant de nettoyer avec de l'eau fraîche (à sécher ensuite immédiatement avec un coton).

Le yaourt seul, en tartine sur le coup de soleil, est aussi efficace contre la douleur (laisser un quart d'heure avant de rincer).

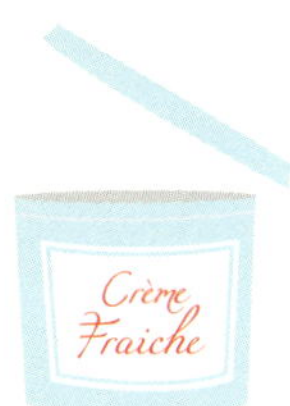

Masque calmant et nourrissant

- **2 c. à soupe de farine**
- **2 c. à soupe de lait demi-écrémé**
- **2 c. à soupe de crème fraîche épaisse**

Mélangez tous les ingrédients et battez pour obtenir un mélange homogène.

Appliquez sur votre visage en couche épaisse. Laissez agir 10 minutes avant de rincer.

Cataplasme de pommes de terre

Épluchez **1 pomme de terre** et râpez-la finement. Ajoutez **le jus d'un citron** et **1 cuillerée à soupe d'huile d'olive**. Remuez bien.

Appliquez en couche épaisse sur votre coup de soleil et laissez agir une heure avant de rincer délicatement.

Pour garder son bronzage...

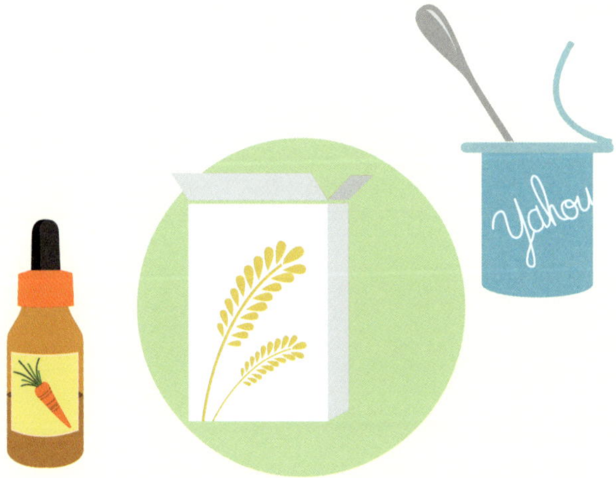

Masque prolongateur à l'huile essentielle de carotte

- **2 c. à soupe de farine**
- **3 c. à soupe de yaourt nature**
- **5 gouttes d'huile essentielle de carotte**

Mélangez la farine et le yaourt, puis ajoutez l'huile essentielle.

Appliquez sur votre visage et votre cou et laissez agir 20 minutes avant de rincer avec un tonique.

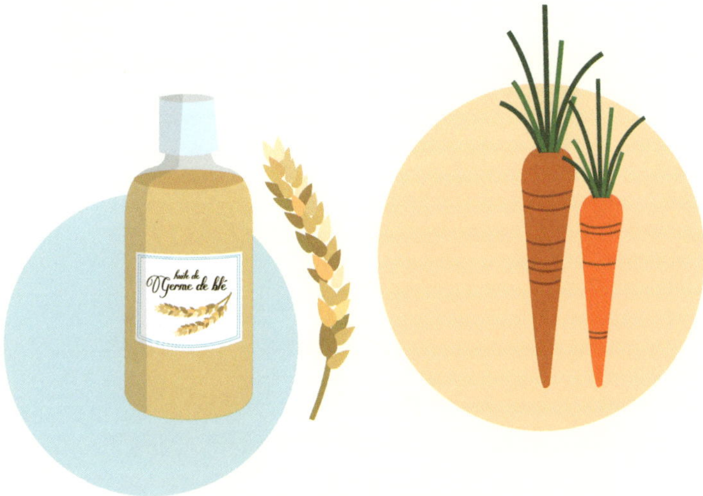

Crème à la carotte

- **le jus de 2 carottes** (extrait à la centrifugeuse)
- **10 g de vaseline**
- **20 cl d'huile de germe de blé**

Faites fondre la vaseline dans l'huile au bain-marie. Retirez du feu puis ajoutez le jus de carotte et remuez jusqu'à obtenir un mélange parfaitement homogène. Mettez ensuite dans un pot avec couvercle.

Appliquez cette crème le soir avant de vous coucher.

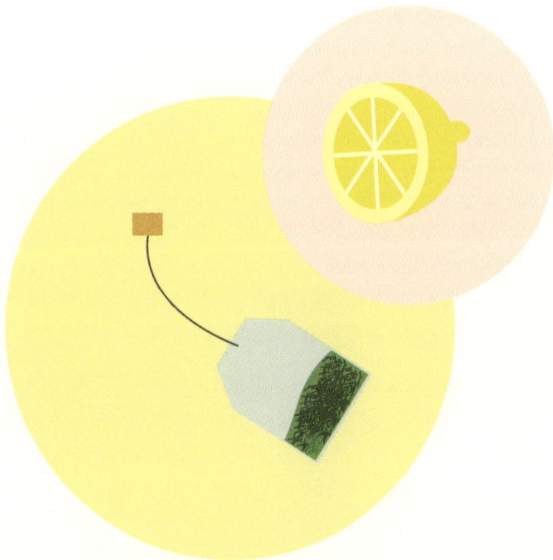

Thé au citron en lotion

- **3 c. à soupe de thé vert**
- **un demi-litre d'eau chaude**
- **le jus d'un demi-citron**, filtré avec un linge fin

Faites infuser le thé dans l'eau chaude pendant 20 minutes. Filtrez et laissez refroidir, puis ajoutez le jus de citron filtré et mettez en flacon.

Utilisez cette infusion à la place de votre tonique habituel pour prolonger votre bronzage. Secouez bien avant chaque utilisation.

*Pour soulager les coups de soleil et prolonger le bronzage, **l'huile de la Saint-Jean** au millepertuis (recette p. 36) est également efficace.*

Mes recettes à moi pour bronzer vite, bien, sans brûler et pour longtemps :

Qu'est-ce que c'est, mon capital soleil ?

Même si le soleil nous est vital (sans lui et la vitamine D qu'il nous permet de synthétiser, nous serions tous déprimés, avec une trame osseuse en piteux état !), il est indispensable de fréquenter ses rayons de manière raisonnable. Chacun de nous possède un "capital soleil" déterminé à la naissance, sorte de réserve d'énergie dans laquelle l'organisme puise, à chaque nouvelle exposition, pour permettre à la peau de résister aux agressions des UV. Plus la peau est claire, plus ce capital est faible et, au fil des années, il diminue de manière irréversible, consommé rapidement par les coups de soleil. Si on l'épuise, on voit d'abord apparaître des taches sur la peau, puis des ridules, des rides... Et il n'est plus temps de faire marche arrière.

Il est donc essentiel de préserver son capital soleil, en évitant de s'exposer aux heures les plus chaudes (entre 11 h et 16 h), et en protégeant sa peau avec une crème solaire, pour toute exposition d'une durée supérieure à 15 minutes, jusqu'à ce qu'elle soit assez bronzée pour ne plus brûler.

LES SOINS DES CHEVEUX

Les cheveux gras

Les cheveux sont recouverts de minuscules écailles, imbriquées régulièrement comme les tuiles d'un toit, qui leur donnent, lorsqu'elles sont neuves et bien alignées, un aspect brillant et lisse. Le cheveu en bonne santé est naturellement protégé par une fine couche de sébum sécrétée par les glandes sébacées du cuir chevelu. Si la production de sébum augmente (ce qui peut se produire à la suite d'un déséquilibre hormonal, souvent à la puberté), le cheveu devient gras. Alourdi, collant, il se salit beaucoup plus vite et peut prendre une odeur désagréable. Certains soins permettent d'absorber l'excès de sébum et d'en régulariser la sécrétion.

Les cheveux secs

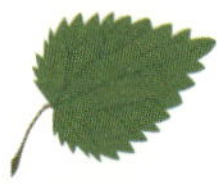

Les agressions extérieures (eau calcaire, soleil, sel, frottements, permanentes, colorations, mauvaise alimentation...) assèchent le cheveu et le fragilisent. Avec le temps qui passe, les écailles s'usent et peuvent se disjoindre, s'arracher parfois. C'est ce qui rend les cheveux rêches, cassants et ternes, et qui explique aussi pourquoi ils s'emmêlent si facilement. Quand le cheveu est abîmé, que les écailles ne sont plus bien rangées, le sébum ne peut plus parvenir jusqu'à la pointe du cheveu et stagne près des racines. On entre alors dans un cercle vicieux : le cheveu, parce qu'il est abîmé, ne peut plus être protégé correctement et continue donc à s'abîmer. On peut répondre à cela par des soins hydratants qui lissent les écailles.

Les pellicules

Les pellicules sont dues à la prolifération d'un micro-organisme qui accélère le renouvellement des cellules du cuir chevelu. Les cellules mortes se détachent par paquets visibles qui s'accrochent aux cheveux ou tombent sur les épaules. Le phénomène peut être causé par deux parasites différents, mais dans tous les cas il est important de le combattre car, ainsi infesté, le cuir chevelu s'épuise avec un renouvellement cellulaire deux fois plus élevé par rapport à l'habitude. Il devient moins épais ; le bulbe pileux est alors moins bien protégé et le cheveu, moins fort, risque davantage de tomber.

La chute des cheveux

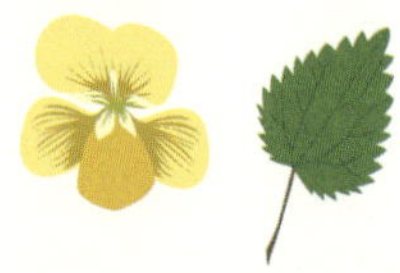

Autre facteur pouvant expliquer la chute des cheveux ou leur manque de vigueur : une mauvaise irrigation sanguine due à des troubles circulatoires. On peut stimuler la pousse et fortifier les cheveux grâce à des frictions et des masques tonifiants.

Une alimentation équilibrée

Pour avoir de beaux cheveux, ni secs, ni gras, et sans pellicules, votre hygiène alimentaire a une importance capitale. Mangez varié, mangez équilibré, voilà la règle de base. Il faut aussi savoir que certaines substances, riches en vitamines B, sont très bénéfiques pour la santé de vos cheveux : la levure de bière, le germe de blé, la gelée royale et le pollen. D'autres comme l'ail, l'oignon et les haricots sont excellents pour leurs apports en acides aminés soufrés, substances de base pour la fabrication de la kératine (la protéine qui constitue le cheveu). Certains minéraux et oligo-éléments influent aussi sur la qualité des cheveux, en particulier le zinc, qui régule la sécrétion de sébum et participe lui aussi à la synthèse de la kératine. On en trouve en abondance dans les fruits de mer, les poissons et les fruits secs oléagineux (noix, noisettes, amandes...).

Les soins capillaires

Les cheveux sont perméables : ils absorbent jusqu'à 35 à 40 % de leur poids d'eau, à la manière d'une éponge. Les soins externes qu'on leur apporte (shampooings, masques, frictions, rinçages...) ont donc une action en profondeur sur leur santé, leur volume, leur brillance... Les recettes de ce chapitre permettent de confectionner des masques nourrissants, régulateurs, assainissants ou tonifiants à faire avant votre shampooing, des toniques à utiliser en friction ou en rinçage, ainsi que des shampooings naturels (souvent à base de rhum, de jaune d'œuf et d'une infusion de plante aromatique) qui nettoient sans mousser. Ces derniers ne sont néanmoins pas suffisants pour rincer les masques huileux ; dans ce cas, utilisez plutôt un shampooing du commerce. Vous pouvez aussi essayer cette recette de shampooing "savonneux" entièrement naturel !

Shampooing lavant doux à la saponaire

Versez **un litre d'eau bouillante** sur **30 g de racines séchées de saponaire** (en magasin bio). Laissez macérer une nuit. Chauffez jusqu'à l'ébullition puis retirez du feu. Filtrez. Conservez dans un flacon bouché. On appelle aussi la saponaire la savonnière ! Elle est réputée pour laver sans agresser (les cheveux mais aussi le linge !).

J'AI LE CHEVEU SEC

Plus les cheveux s'abîment, plus ils sont secs, car leurs écailles usées et disjointes ne permettent plus au sébum de parvenir jusqu'à leur pointe, et forcément, plus ils sont secs, plus ils s'abîment, car le sébum joue un rôle protecteur ! Les cheveux deviennent fourchus et cassants… Pour leur redonner santé et beauté, il faut lisser les écailles, nourrir et gainer les cheveux et réguler la sécrétion de sébum.

Shampooing nourrissant à l'aubier de tilleul

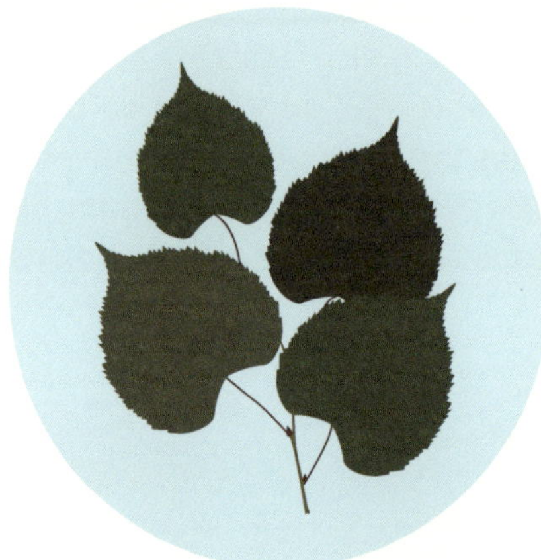

- **2 c. à soupe d'aubier de tilleul**, bien bombées
- **un quart de litre d'eau**
- **2 jaunes d'œuf**
- **1 c. à soupe de rhum**

Faites bouillir l'aubier de tilleul dans l'eau pendant un quart d'heure, puis laissez infuser 5 minutes avant de filtrer. Battez les jaunes d'œuf avec le rhum, ajoutez la décoction d'aubier de tilleul et mélangez bien.

Frictionnez vos cheveux avec cette préparation et laissez agir 5 minutes avant de rincer.

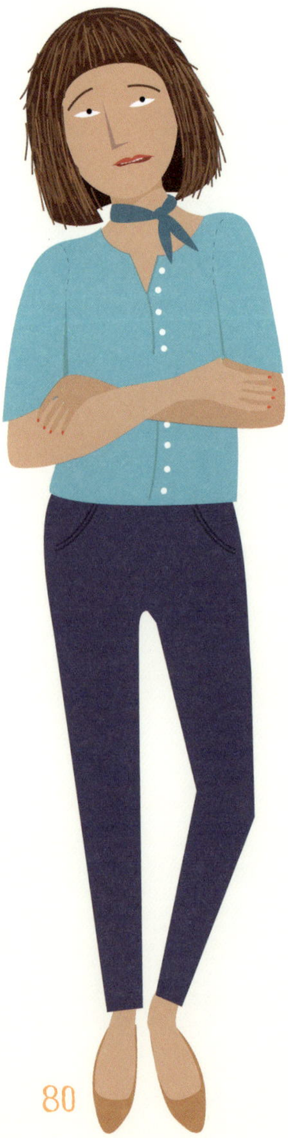

Huile de beauté aux plantes

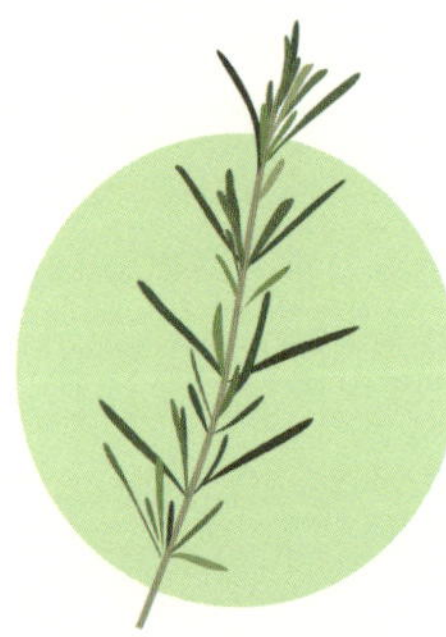

- **2 c. à soupe de feuilles de romarin**
- **2 c. à soupe de fleurs de lavande**
- **2 c. à soupe de fleurs de sureau**
- **25 cl d'huile d'olive**

Faites macérer les plantes dans l'huile pendant 10 jours.

Enduisez vos cheveux de cette huile et laissez agir une à deux heures avant de faire votre shampooing. Offrez à vos cheveux ce masque huileux une fois par mois. Vous pouvez préparer votre huile à l'avance, elle se conserve bien.

Masque d'huile d'olive

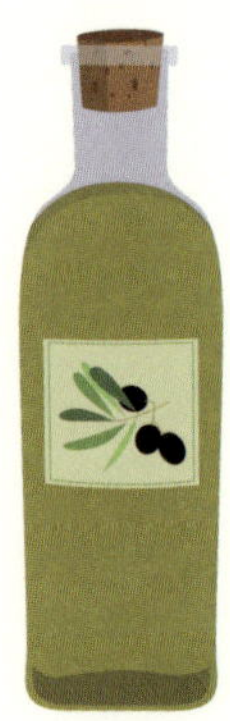

Une fois par semaine, avant le shampooing, massez-vous les cheveux et le cuir chevelu avec de l'huile d'olive extra vierge. Enveloppez votre tête dans une serviette chaude et humide et attendez une demi-heure à une heure avant de vous laver les cheveux.

Quelques masques

Les huiles d'amande douce, de germe de blé et d'avocat sont particulièrement recommandées pour le soin des cheveux secs, qu'elles nourrissent et protègent. Le beurre de karité et la vaseline renforcent cet effet gainant. L'amande et le géranium rosat adoucissent et assouplissent les cheveux ; quant au miel, c'est un excellent reconstituant.

Ces masques sont à appliquer sur vos cheveux, raie par raie, des racines aux pointes. Enveloppez ensuite votre tête dans une serviette et laissez agir le temps indiqué avant de faire votre shampooing.

Masque au géranium rosat

- **15 g de lanoline**
- **15 g de vaseline**
- **20 gouttes d'H.E. de géranium rosat**

Mélangez la lanoline et la vaseline, puis ajoutez-leur l'huile essentielle.

Appliquez et laissez agir une heure.

Masque à l'amande

- **1 œuf**
- **1 verre d'huile d'amande douce**
- **20 g de poudre d'amande**

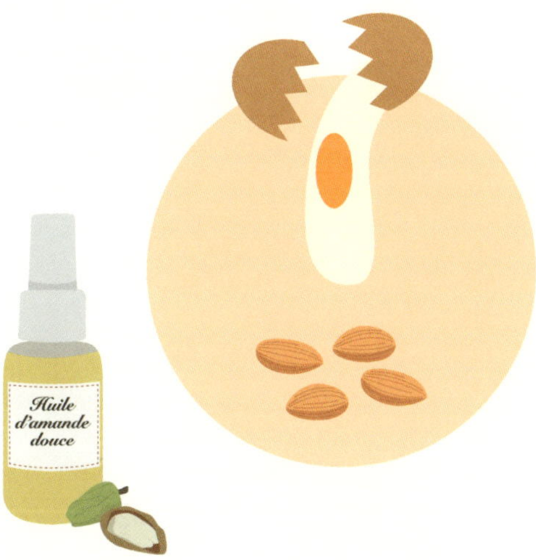

Battez l'œuf dans l'huile, ajoutez la poudre d'amande et remuez jusqu'à obtenir un mélange homogène.

Appliquez et laissez agir au moins un quart d'heure.

Masque au miel et à la crème

- **3 c. à soupe de miel** de texture épaisse
- **3 c. à soupe d'huile d'amande douce**
- **3 c. à soupe de crème fraîche**

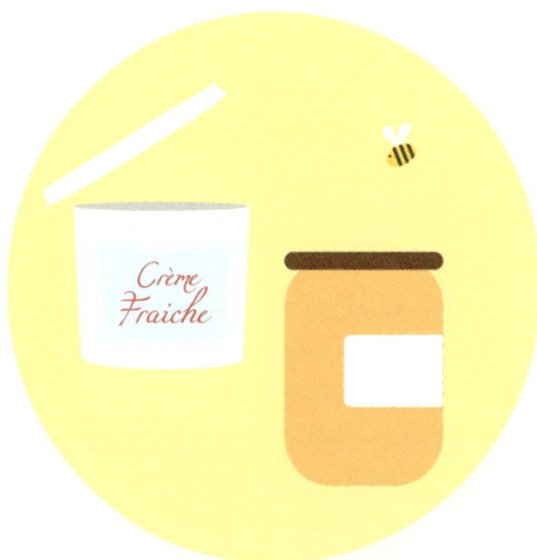

Au bain-marie, mettez le miel à fondre dans l'huile, puis retirez du feu et ajoutez la crème. Remuez bien.

Appliquez et laissez agir une demi-heure.

Masque ultra-nourrissant

- **1 c. à soupe d'huile de germe de blé**
- **1 c. à soupe d'huile d'avocat**
- **1 jaune d'œuf**
- **2 c. à soupe de beurre de karité**

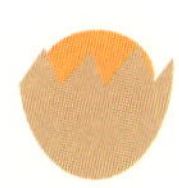

Mélangez les huiles et, en fouettant, ajoutez-leur le jaune d'œuf. Au bain-marie, faites ensuite fondre le beurre de karité dans ce mélange. Retirez du feu dès que la consistance est bien homogène.

Appliquez tiède et laissez agir une heure.

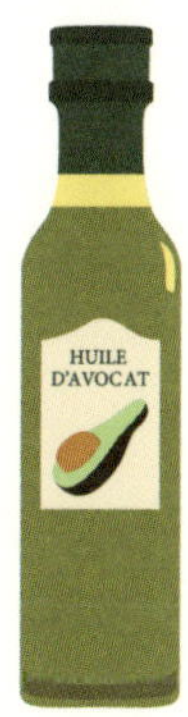

Quelques frictions

Frictionnez-vous le cuir chevelu avec ces lotions chaque matin et après votre shampooing. Conservez-les au frais et pas plus de 8 jours.

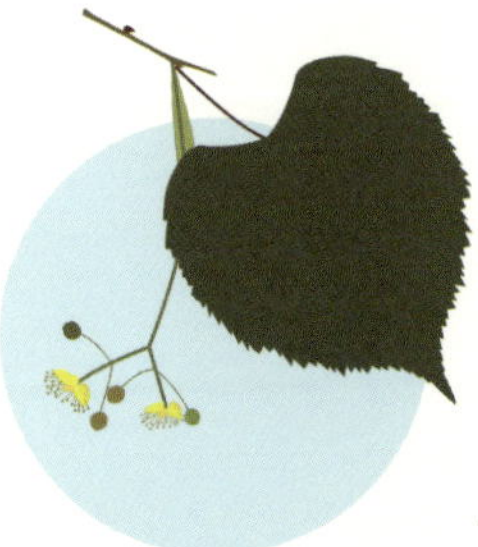

Friction au tilleul

- **un demi-litre d'eau faiblement minéralisée**
- **5 c. à soupe d'aubier de tilleul**
- **4 c. à soupe de fleurs et feuilles de tilleul**
- **le jus d'un demi-citron**

Mettez l'aubier de tilleul à chauffer dans l'eau et laissez bouillir un quart d'heure. Retirez du feu et filtrez. Mettez alors les fleurs et feuilles de tilleul à infuser dans cette décoction pendant un autre quart d'heure, et filtrez à nouveau. Ajoutez le jus de citron. Secouez bien.

Friction au noisetier

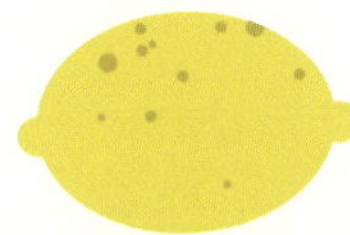

- **5 c. à soupe de feuilles de noisetier**
- **un litre d'eau**
- **le jus d'un citron**

Faites bouillir les feuilles dans l'eau pendant 10 minutes. Filtrez et laissez refroidir, puis ajoutez le jus de citron. Secouez bien.

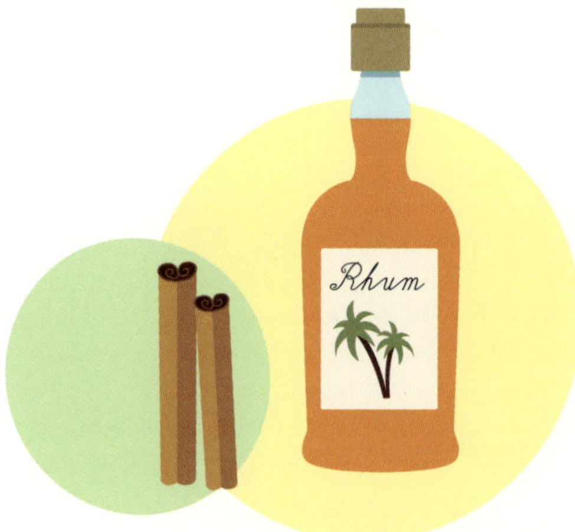

Friction rhum-cannelle

Faites tremper des bâtons de cannelle dans du rhum pendant une quinzaine de jours.

Ce tonique est particulièrement efficace pour rééquilibrer la sécrétion de sébum en cas de pointes sèches et de racines grasses.

Friction à l'ortie blanche

Mettez **2 bonnes poignées d'ortie blanche sèche** et coupée en morceaux dans **un litre d'eau froide**. Faites chauffer et laissez bouillir pendant 10 minutes. Filtrez. Laissez refroidir et mettez dans un flacon bouché.

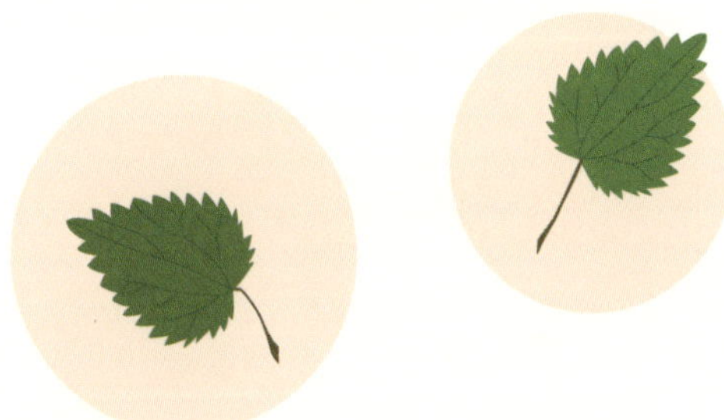

Après-shampooing

Après-shampooing persil-citron

Passez **un bouquet de persil** à la centrifugeuse pour en extraire le jus. Ajoutez **le jus d'un demi-citron** et **un verre d'eau chaude**. Agitez le tout.

Laissez refroidir pendant que vous faites votre shampooing, puis appliquez et laissez agir 5 minutes avant de rincer.

J'AI LE CHEVEU GRAS

Quand le cuir chevelu sécrète trop de sébum, le cheveu devient gras et plat et se salit à toute allure. Par chance, argile, huile de noisette, citron et plantes aromatiques sont là pour nous aider à retrouver une chevelure légère et volumineuse.

DE L'ARGILE

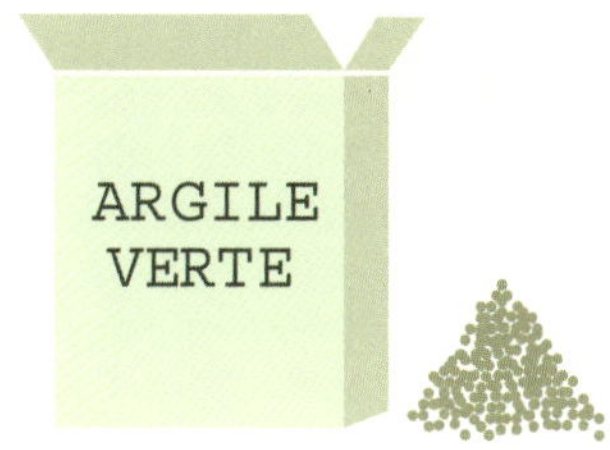

L'argile absorbe l'excès de sébum. Associée à l'huile de noisette (ou de jojoba), qui régule la sécrétion de sébum, et à un ingrédient antibactérien (agrumes, plantes aromatiques, ortie, baies de genièvre, miel…), elle constitue un soin de choix pour les cheveux gras.

Masque à l'orange

- **1 orange** épluchée, passée au mixeur
- **1 jaune d'œuf**
- **2 c. à soupe d'argile verte en poudre**
- **4 c. à soupe d'huile de noisette**

Mélangez soigneusement tous les ingrédients.

Appliquez sur vos cheveux et votre cuir chevelu et laissez agir une demi-heure avant de faire votre shampooing.

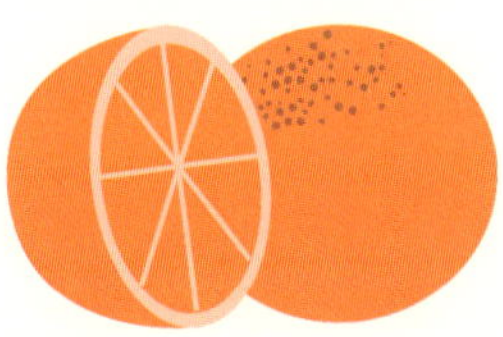

Masque au genévrier

- **4 c. à soupe d'argile verte en poudre**
- **2 c. à soupe d'huile de noisette**
- **10 gouttes d'huile essentielle de genévrier**

Diluez l'argile dans de l'eau tiède jusqu'à obtenir une pâte onctueuse, ajoutez l'huile de noisette et l'huile essentielle de baies de genièvre. Mélangez à nouveau.

Étalez en tirant avec un peigne. Enveloppez ensuite votre tête dans un torchon et laissez agir une demi-heure avant de faire votre shampooing. Vous pouvez faire ce masque deux fois par mois.

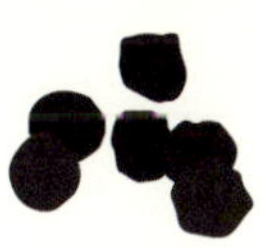

Masque argile-seigle-miel-ortie

- **1 grosse poignée de feuilles fraîches d'ortie (ou 2 poignées de feuilles sèches)**
- **un demi-litre d'eau bouillante**
- **1 c. à soupe de farine de seigle**
- **1 c. à soupe de miel**
- **un peu de jus de citron**
- **1 c. à soupe d'argile en poudre**

Faites infuser les orties 10 minutes dans l'eau bouillante. Dans un peu de cette infusion, faites chauffer et épaissir la farine de seigle. Laissez tiédir puis ajoutez le miel, le citron et l'argile.

Appliquez sur les cheveux et laissez en place une demi-heure, en enveloppant votre tête dans une serviette. Rincez bien et faites un shampooing.

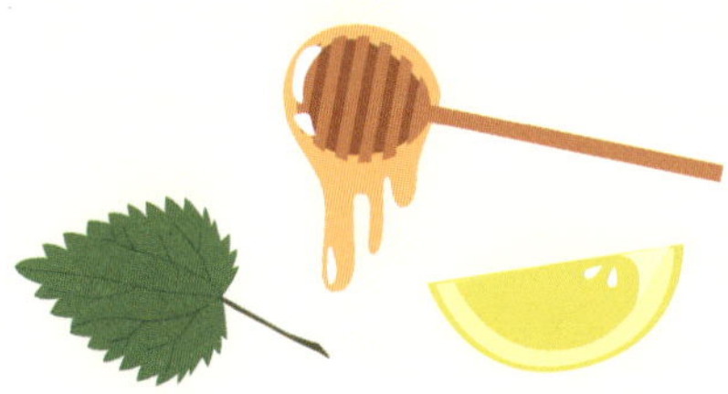

"Avant-shampooing" jaune et vert

Mélangez :

- **1 jaune d'œuf**
- **2 c. à soupe d'argile**
- **2 c. à soupe d'huile d'olive**
- **2 c. à soupe de jus de citron**

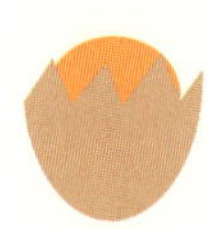

Massez vos cheveux avec cette mixture et attendez 10 minutes avant de faire un shampooing doux.

DU CITRON

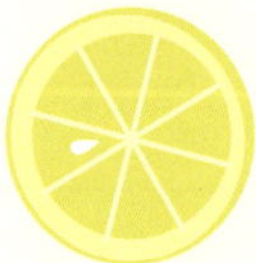

En masque

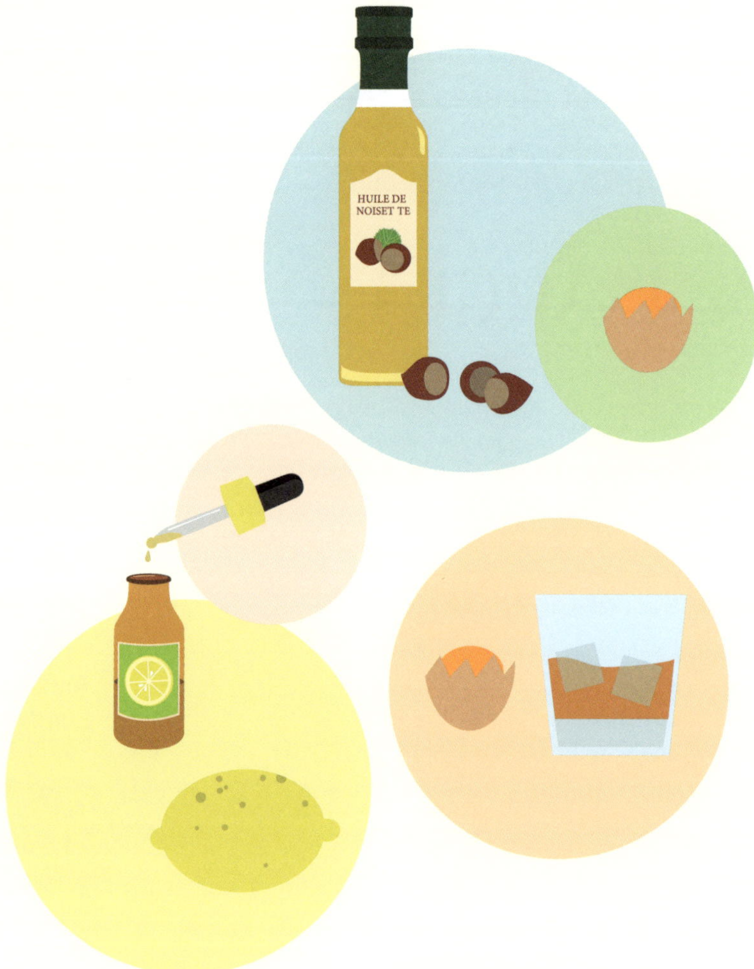

Masque citron-noisette

Mélangez soigneusement :

- **1 citron** épluché, mixé
- **1 jaune d'œuf**
- **4 c. à soupe d'huile de noisette**
- **10 g de poudre de noisette**

Appliquez sur vos cheveux et laissez agir une demi-heure avant de faire votre shampooing.

Masque au rhum-citron

- **2 jaunes d'œuf**
- **1 c. à soupe de rhum**
- **le jus d'un demi-citron**
ou **5 gouttes d'huile essentielle de citron***

Battez les jaunes avec le rhum, ajoutez le citron.

Massez vos cheveux et votre cuir chevelu avec la préparation et laissez agir 5 minutes avant de rincer avec une eau fortement citronnée, ou de faire un shampooing doux.

Comme tonique

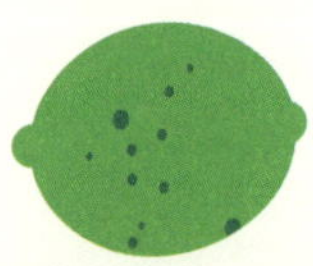

Friction au citron vert

Pressez **4 ou 5 petits citrons verts** et ajoutez au jus obtenu **un quart de litre d'eau faiblement minéralisée**.

Frictionnez vos cheveux avec cette lotion chaque matin.

Rinçage citronné

Après chaque shampooing, vous pouvez rincer vos cheveux à l'eau citronnée (ajoutez **le jus d'un citron**, filtré, à **un litre d'eau minérale**).

Le citron a, comme le vinaigre, un effet dégraissant.

Tonique anti-sébum aux plantes

Dans **un demi-litre d'alcool à 70°**, faites macérer pendant un mois **50 g de racine d'ortie**, **50 g de racine de bardane** et **50 g de feuilles de roquette**. Filtrez.

Utilisez en massage du cuir chevelu chaque jour.

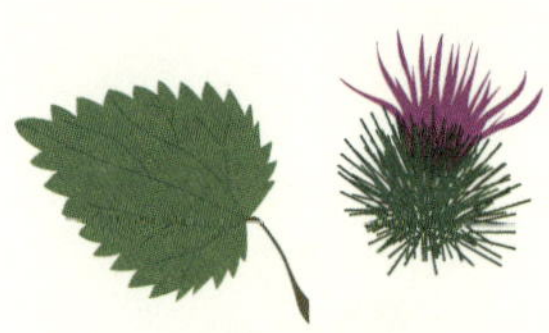

DES PLANTES AROMATIQUES

Masque aux plantes pilonnées

- **1 c. à café de feuilles sèches de thym**
- **1 c. à café de feuilles sèches de romarin**
- **1 c. à café de fleurs sèches de lavande**
- **1 jaune d'œuf**
- **un demi-verre de rhum**

Avec un mortier et un pilon, réduisez les plantes en poudre, puis battez le jaune d'œuf avec le rhum et ajoutez les poudres de plantes. Mélangez bien.

Appliquez soigneusement sur vos cheveux, des racines aux pointes. Laissez agir 10 minutes avant de faire votre shampooing.

Masque au thym et au miel

- **1 c. à soupe de thym**
- **25 cl d'eau bouillante**
- **5 c. à soupe de lait en poudre**
- **2 c. à soupe de miel de thym**

Faites infuser le thym dans l'eau bouillante pendant 10 minutes. Filtrez. Ajoutez le lait en poudre et battez au fouet, puis ajoutez le miel. Battez jusqu'à obtenir un mélange homogène.

Appliquez mèche par mèche et laissez agir une heure avant de faire votre shampooing.

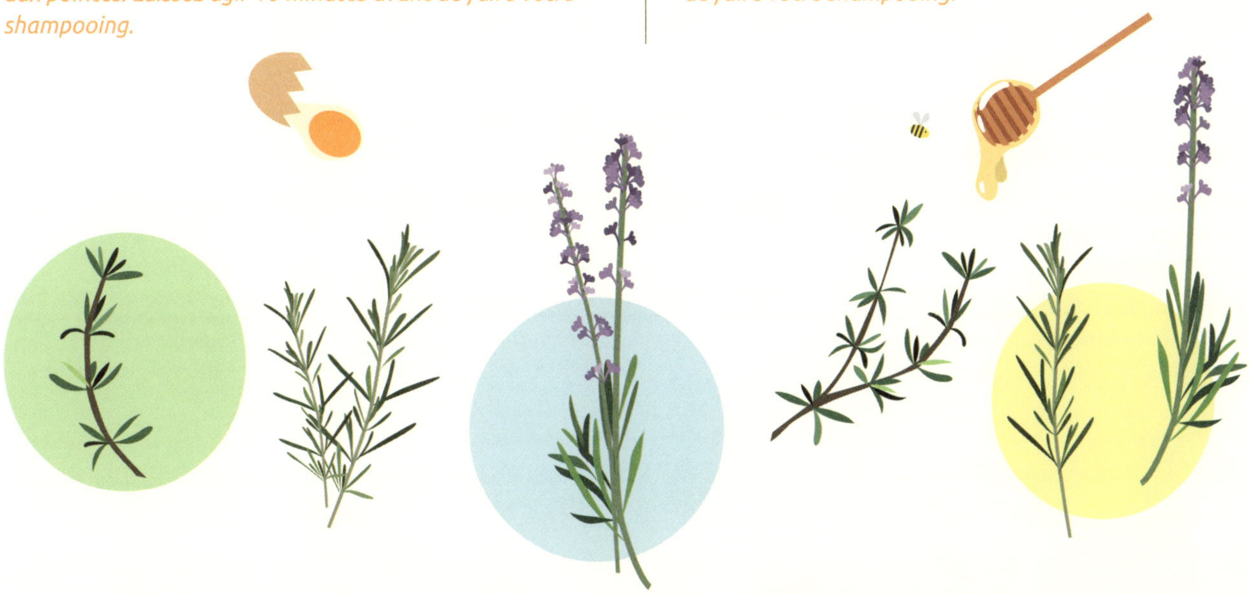

Masque à l'argile et au thym

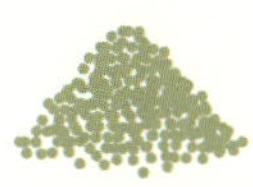

- **4 c. à soupe d'argile en poudre**
- **2 c. à soupe d'huile d'olive**
- **2 gouttes d'huile essentielle de thym**

Mélangez l'argile et l'huile et ajoutez l'huile essentielle.

Appliquez soigneusement, en insistant sur le cuir chevelu, et laissez en place une vingtaine de minutes (une fois par semaine) avant de faire votre shampooing.

Rinçage au thym

Faites infuser **une poignée de thym** dans **un litre d'eau bouillante** pendant 10 minutes. Filtrez. Laissez tiédir le temps de faire votre shampooing.

Utilisez en dernière eau de rinçage.

Masque aux huiles essentielles

- **1 œuf entier**
- **4 c. à soupe d'huile d'olive**
- **5 gouttes d'huile essentielle de thym**
- **5 gouttes d'huile essentielle de romarin**
- **5 gouttes d'huile essentielle d'arbre à thé**

Battez l'œuf avec l'huile d'olive, ajoutez les huiles essentielles et mélangez bien.

Frictionnez vos cheveux avec la préparation. Laissez en place 5 minutes avant de faire un shampooing doux ou de rincer directement avec une eau fortement citronnée.

J'AI DES PELLICULES

Ce qu'il vous faut : des antibactériens puissants pour éliminer les parasites responsables de la desquamation du cuir chevelu. Thym, romarin, lavande, citron, girofle, arbre à thé… les ingrédients efficaces sont nombreux et les recettes variées.

Quatre masques aux huiles essentielles

Appliquez ces préparations sur vos cheveux et votre cuir chevelu une fois par semaine, en massant. Laissez agir une demi-heure avant de faire votre shampooing.

Huile de noisette, thym et citron

- **10 g de saindoux**
- **4 c. à soupe d'huile de noisette**
- **10 gouttes d'huile essentielle de thym**
- **5 gouttes d'huile essentielle de citron***

Faites fondre le saindoux dans l'huile de noisette au bain-marie. Ajoutez les huiles essentielles.

Huile de ricin, girofle et lavande

- **10 g de saindoux**
- **un petit verre d'huile de ricin**
- **10 gouttes d'huile essentielle de girofle**
- **10 gouttes d'huile essentielle de lavande**

Au bain-marie, faites fondre le saindoux dans l'huile de ricin. Retirez du feu et ajoutez les huiles essentielles.

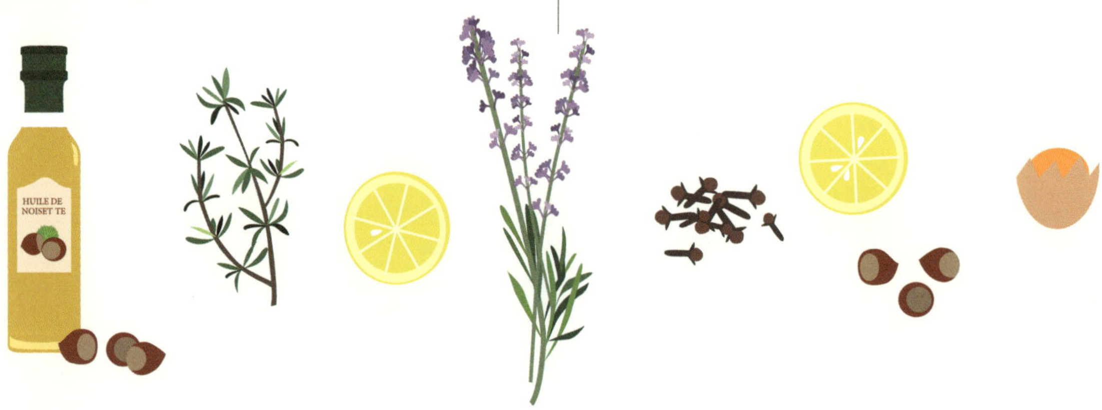

Citron, thym et girofle

Mélangez :

- **5 c. à soupe d'huile d'olive**
- **3 gouttes d'huile essentielle de citron***
- **3 gouttes d'huile essentielle de thym**
- **3 gouttes d'huile essentielle de girofle**

Vous pouvez aussi réaliser **un masque désinfectant** avec ces 3 huiles essentielles : délayez **de l'argile verte en poudre** dans **le jus d'un citron** jusqu'à obtenir une pâte bien lisse, et ajoutez **5 gouttes d'HE de girofle**, **5 gouttes d'HE de thym** et **5 gouttes d'HE de citron***.

Huile de noisette, citron et arbre à thé

- **1 œuf**
- **un demi-verre d'huile de noisette**
- **5 gouttes d'huile essentielle de citron***
- **5 gouttes d'huile essentielle d'arbre à thé**

Battez l'œuf avec l'huile de noisette, puis ajoutez les huiles essentielles.

Ce masque régulateur est particulièrement conseillé en cas de chute de cheveux associée à des cheveux gras et pelliculaires.

Masque et toniques aux plantes

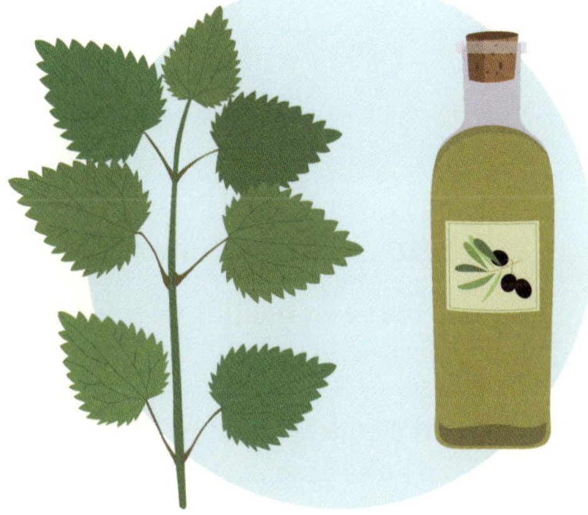

Masque à l'huile d'olive et à l'ortie

Mixez **une dizaine de feuilles d'ortie fraîches** et ajoutez **2 cuillerées à soupe d'huile d'olive**. Mélangez bien.

Appliquez sur vos cheveux en insistant sur les racines, et laissez agir un quart d'heure avant de faire votre shampooing. Et n'ayez crainte : ainsi préparées, les orties ne vous piqueront pas le cuir chevelu.

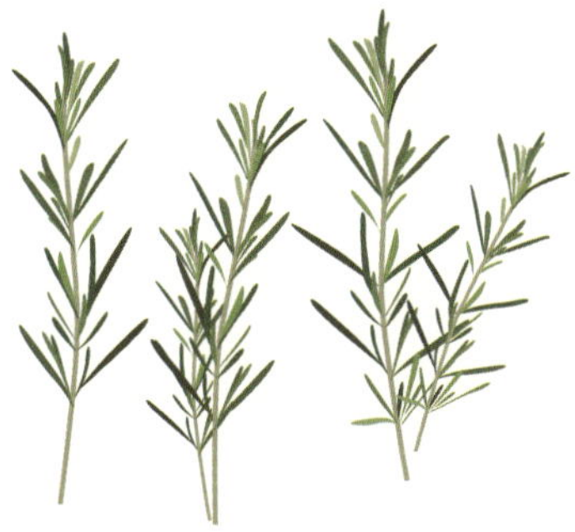

Friction assainissante au romarin

- **2 bonnes poignées de romarin**
- **un litre d'eau froide**
- **2 cuillerées à soupe de vinaigre d'alcool**

Mettez le romarin dans l'eau froide, faites chauffer et bouillir 5 minutes, puis laissez infuser 10 minutes avant de filtrer. Quand cette décoction est tiède, ajoutez le vinaigre.

Frictionnez-vous le cuir chevelu avec cette préparation après chaque shampooing (deux ou trois fois par semaine).

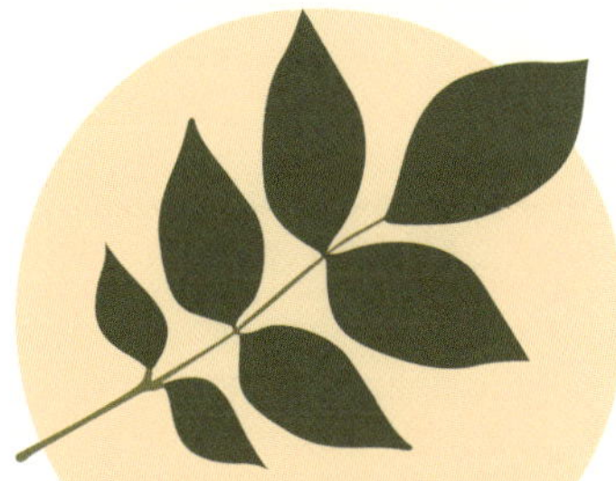

Noyer purifiant

Faites bouillir **50 g de feuilles de noyer** dans **un litre d'eau** pendant un quart d'heure. Filtrez.

Utilisez en frictions du cuir chevelu tous les deux ou trois jours, ou bien en dernier rinçage après votre shampooing.

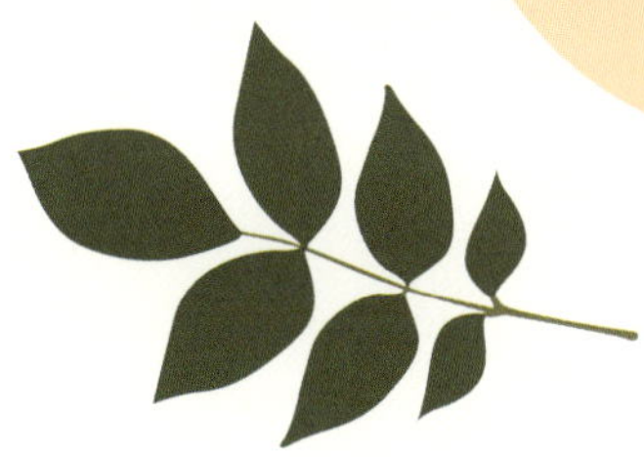

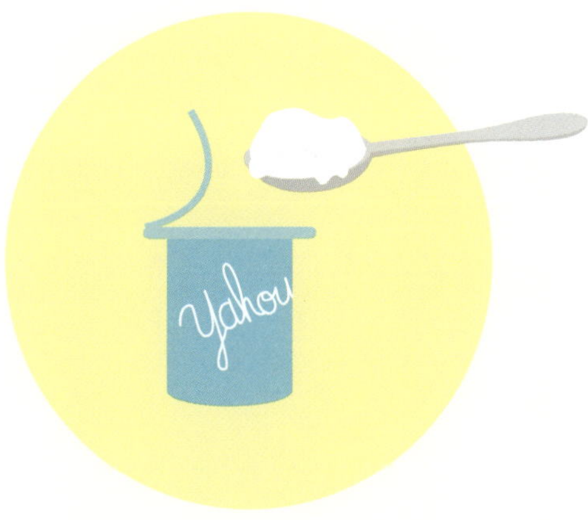

Du yaourt !

Il vous faut **un pot de yaourt** et rien d'autre. Une fois tous les quinze jours, après votre shampooing, étalez le yaourt sur votre cuir chevelu et laissez agir un quart d'heure avant de rincer à l'eau tiède (si vous pouvez rincer à l'eau citronnée ou avec une décoction de romarin ou de noyer, c'est encore mieux). C'est très efficace !

Trois shampooings anti-pelliculaires

Utilisez ces shampooings en massant longuement votre cuir chevelu et en laissant agir 5 minutes avant de rincer à l'eau citronnée ou légèrement vinaigrée.

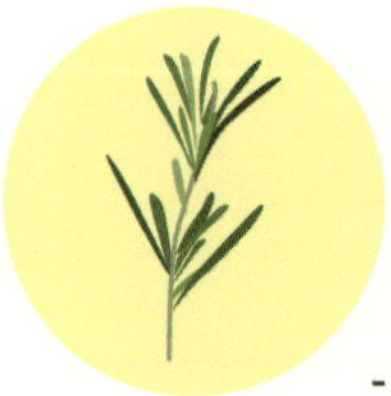

Shampooing au romarin

- **5 c. à soupe de feuilles de romarin**
- **un quart de litre d'eau bouillante**
- **100 g de savon de Marseille en paillettes**
- **un verre d'huile d'olive**
- **5 gouttes d'huile essentielle de romarin**

Faites infuser le romarin dans l'eau bouillante pendant 10 minutes. Filtrez. Au bain-marie, faites fondre les paillettes de savon dans l'huile d'olive, ajoutez l'huile essentielle, puis l'infusion de romarin. Transvasez dans un flacon et secouez vigoureusement le tout.

Shampooing au frêne

- **une bonne poignée de feuilles de frêne**
- **1 litre d'eau bouillante**
- **1 jaune d'œuf**
- **1 petit verre de rhum**
- **100 g de savon de Marseille en paillettes**

Faites infuser le frêne dans l'eau bouillante pendant un quart d'heure. Dans un récipient en verre, battez le jaune d'œuf et le rhum, ajoutez les paillettes de savon et versez dessus l'infusion de frêne chaude. Transvasez dans un flacon et secouez bien.

Shampooing au cerfeuil

- **une dizaine de branches de cerfeuil**
- **un quart de litre d'eau**
- **2 jaunes d'œuf**
- **1 c. à soupe de rhum**

Faites bouillir le cerfeuil dans l'eau pendant 10 minutes, puis laissez-le infuser 20 minutes avant de filtrer. Battez les jaunes avec le rhum et ajoutez-les à la décoction de cerfeuil. Transvasez dans un flacon et secouez bien.

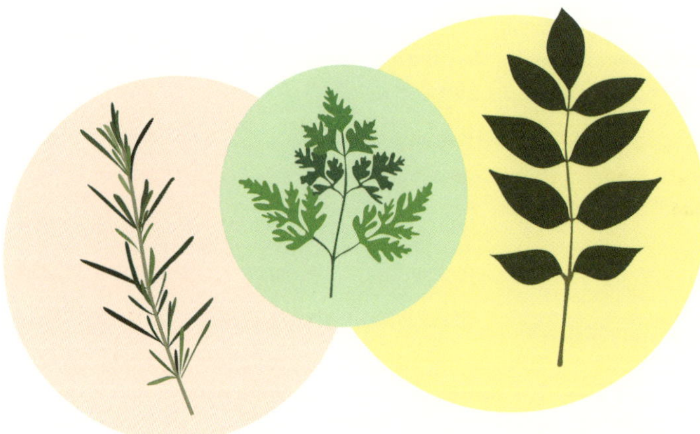

Mes recettes à moi :

J'AI LE CHEVEU TERNE

Vos cheveux sont fatigués et manquent de brillance. Voici quatre recettes pour les nourrir, resserrer leurs écailles et les rendre éclatants !

Massage à l'huile d'olive

Pour donner du brillant, une fois par semaine avant le shampooing, massez-vous les cheveux et le cuir chevelu avec **de l'huile d'olive extra vierge**.

Enveloppez votre tête dans une serviette chaude et humide et attendez une demi-heure à une heure avant de vous laver les cheveux.

Masque nourrissant au miel, à l'œuf et à l'huile d'olive

- **10 cl d'huile d'olive**
- **1 c. à soupe de vinaigre d'alcool**
- **1 c. à soupe de miel liquide**
- **1 jaune d'œuf**

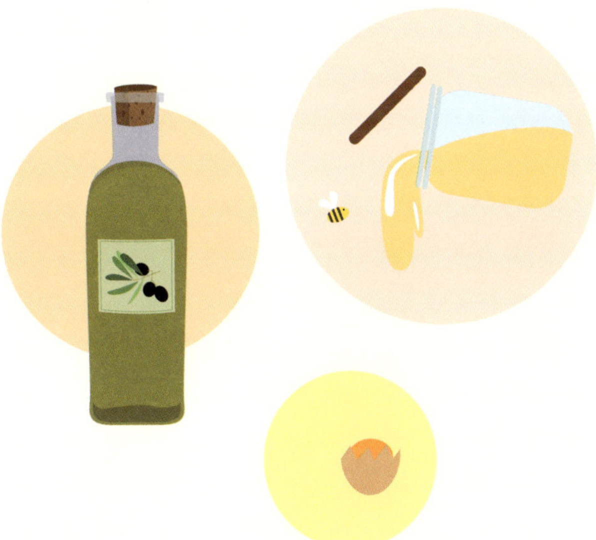

Faites tiédir l'huile au bain-marie, puis ajoutez-y le vinaigre, le miel et le jaune d'œuf. Mélangez bien.

Appliquez sur votre cuir chevelu et vos cheveux, raie après raie. Laissez en place une demi-heure, la tête enveloppée dans une serviette, avant de rincer.

Masque revitalisant à la levure de bière

Battez au fouet :

- **4 c. à soupe d'huile de germe de blé**
- **1 c. à soupe de vinaigre de cidre**
- **1 c. à soupe de levure de bière en poudre**

Appliquez sur vos cheveux et votre cuir chevelu et laissez en place une demi-heure avant de faire votre shampooing. Non seulement ce masque fait briller vos cheveux, mais il leur redonne de la vigueur.
En cas de chute de cheveux, faites ce masque chaque semaine pendant un mois.

L'huile de germe de blé nourrit votre cuir chevelu et la levure de bière, très riche en vitamines B, est l'une des meilleures alliées des cheveux.

Rinçage à l'eucalyptus

Pour faire briller vos cheveux, préparez-vous ce rinçage à l'eucalyptus : faites bouillir **5 à 6 cuillerées à soupe de feuilles d'eucalyptus** dans un litre d'eau pendant 5 minutes. Filtrez.

Utilisez cette décoction en dernier rinçage, après votre shampooing.

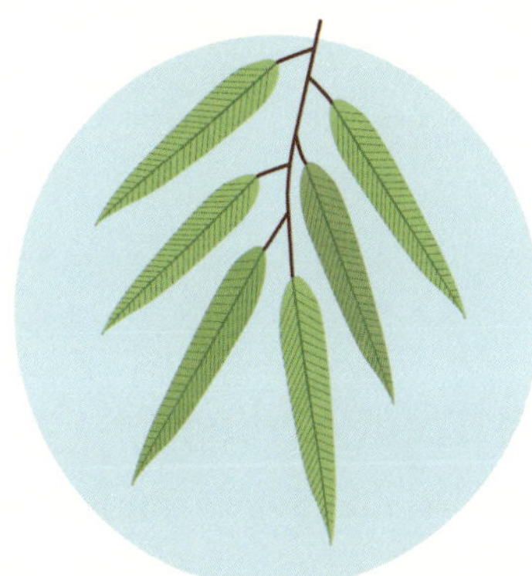

J'AI LE CHEVEU FILASSE

Vous trouvez vos cheveux trop fins, trop mous, vous aimeriez en avoir plus… Pour leur donner de la vigueur dès la racine, il faut stimuler la microcirculation superficielle au niveau du cuir chevelu, et apporter sur toute la longueur des soins nourrissants et gainants. Essayez vite les recettes qui marchent !

Trois shampooings tonifiants

Utilisez ces préparations pour laver vos cheveux ; appliquez-les en massant bien le cuir chevelu, puis laissez agir 10 minutes avant de rincer.

Graines de capucine

La capucine, très riche en soufre, est considérée comme la plante des cheveux. Elle est réputée pour favoriser leur croissance, tonifier le cuir chevelu, et même stopper la chute de cheveux.

- **4 c. à soupe de graines de capucine**
- **un quart de litre d'eau**
- **2 jaunes d'œuf**
- **1 c. à soupe de rhum**

Faites bouillir les graines dans l'eau pendant 20 minutes, filtrez. Battez les jaunes d'œuf avec le rhum et ajoutez la décoction de capucine. Remuez bien.

Argile, lavande et citron

- **une infusion de lavande (20 g pour un demi-litre d'eau)**
- **5 c. à soupe d'argile verte** en poudre
- **le jus d'un citron**
- **5 g de chlorure de magnésium** (en pharmacie)

Diluez l'argile dans l'infusion de lavande, ajoutez le jus de citron et le chlorure de magnésium. Versez le tout dans une bouteille en verre et secouez bien.

Ce shampooing rend vos cheveux plus résistants et plus faciles à démêler, et semble même ralentir la chute des cheveux et l'apparition des cheveux blancs.

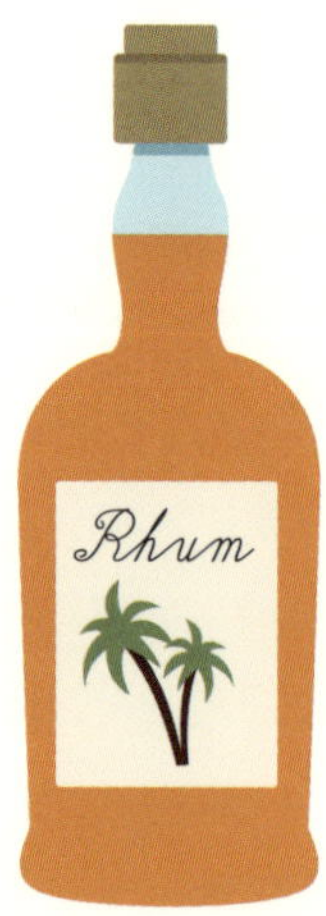

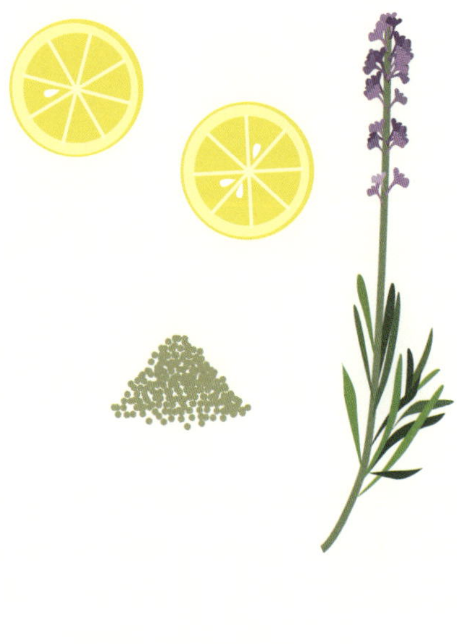

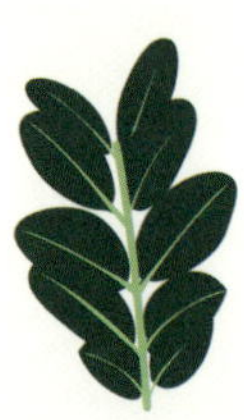

Buis, jaune d'œuf et rhum

- **une poignée de feuilles de buis fraîches**
- **un demi-litre d'eau**
- **2 jaunes d'œuf**
- **1 c. à soupe de rhum**

Faites bouillir le buis dans l'eau pendant un quart d'heure. Filtrez. Battez les jaunes d'œuf avec le rhum et ajoutez l'infusion de buis. Secouez bien.

Deux masques revitalisants et protecteurs

Appliquez ces masques sur vos cheveux. Insistez particulièrement sur le cuir chevelu, en massant longuement. Laissez agir une heure, la tête enveloppée dans une serviette, avant de faire votre shampooing.

Au cyprès et au beurre de karité

- **2 c. à soupe de beurre de karité**
- **2 c. à soupe d'huile d'olive**
- **5 gouttes d'huile essentielle de cyprès**
- **1 jaune d'œuf**

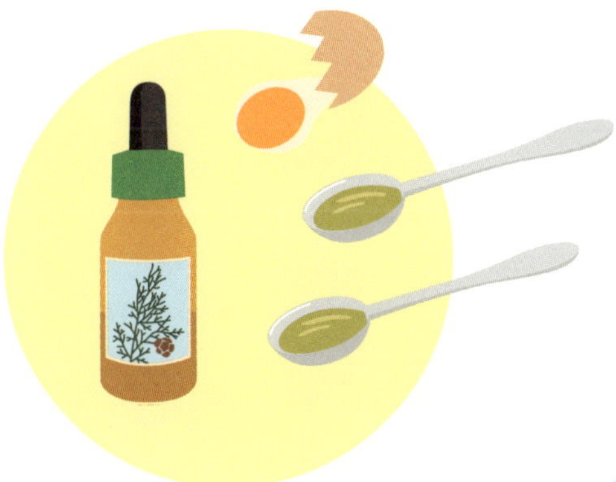

Faites fondre le beurre de karité dans l'huile d'olive au bain-marie. Ajoutez l'huile essentielle de cyprès et le jaune d'œuf, puis fouettez vigoureusement.

Au henné et au romarin

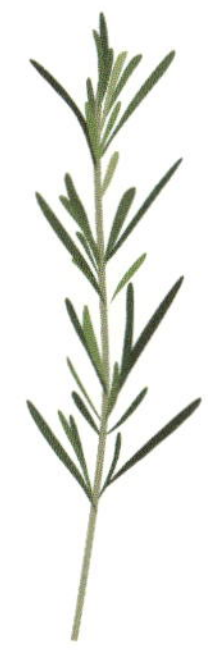

Le henné gaine les cheveux et leur redonne du volume.

- **4 à 5 c. à soupe de romarin**
- **un quart de litre d'eau**
- **du henné neutre**

Faites bouillir le romarin dans l'eau pendant 10 minutes. Filtrez. Délayez du henné dans cette décoction jusqu'à obtenir la consistance d'une pâte.

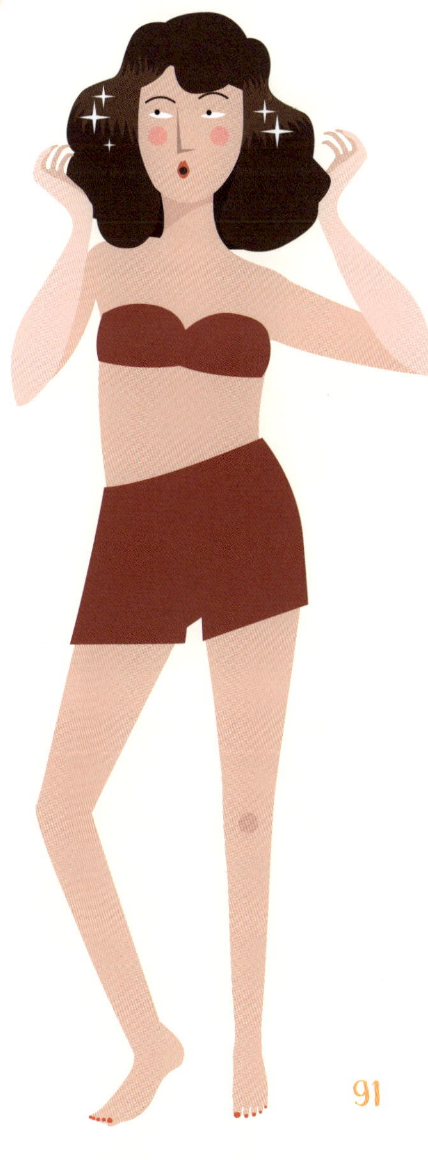

Friction revigorante

Rhum à la sauge

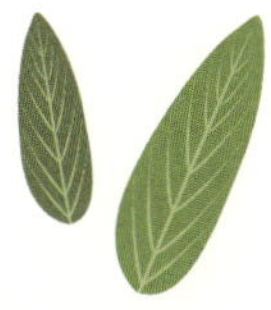

- **50 g de feuilles sèches de sauge**
- **un demi-litre d'eau froide**
- **un demi-litre de rhum**

Mettez la sauge dans l'eau froide et faites bouillir 5 minutes, puis infuser 10 minutes. Filtrez et ajoutez le rhum.

Appliquez cette lotion chaque matin en friction sur le cuir chevelu.

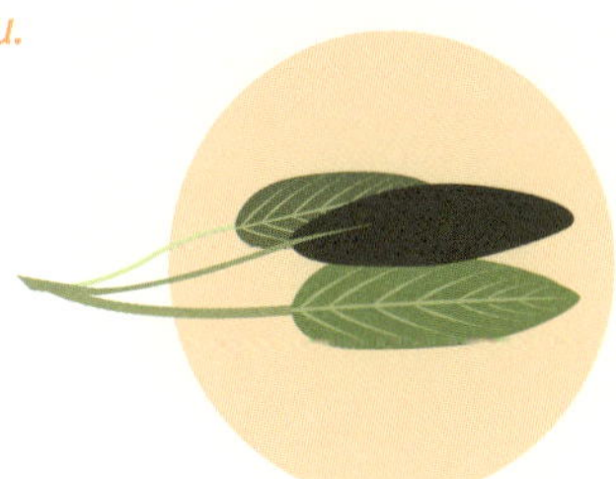

JE PERDS MES CHEVEUX

Quand vous les lavez, quand vous les brossez, vos cheveux tombent par poignées et cela vous inquiète. Les raisons possibles d'une telle chute sont nombreuses : fatigue, stress, carence, changement de saison, déséquilibre hormonal… Dans tous les cas, ces recettes aideront à stopper la chute et à stimuler la repousse.

Trois masques anti-chute

Cresson, genièvre et capucine

- **50 g de cresson**
- **15 baies de genièvre**
- **2 c. à soupe de graines de capucine**
- **un quart de litre d'huile d'olive**

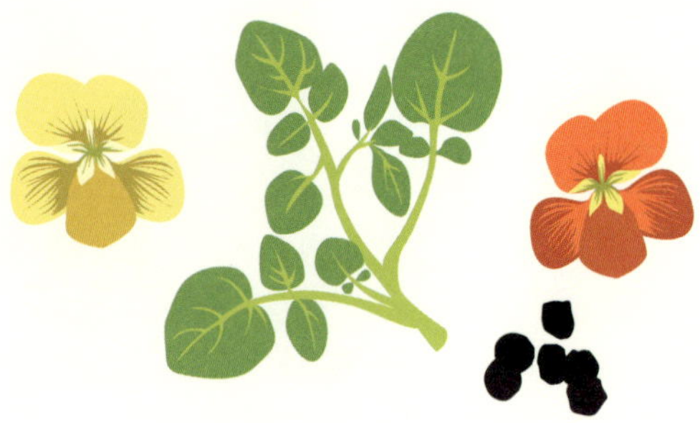

Faites macérer les plantes dans l'huile pendant 3 jours.

Appliquez le masque sur le cuir chevelu puis étalez-le sur toute la chevelure. Enfermez vos cheveux dans un torchon et laissez agir deux à trois heures avant de faire un shampooing doux.

Thym et lavande

- **20 g de lanoline**
- **20 g de vaseline**
- **5 gouttes d'huile essentielle de thym**
- **15 gouttes d'huile essentielle de lavande**

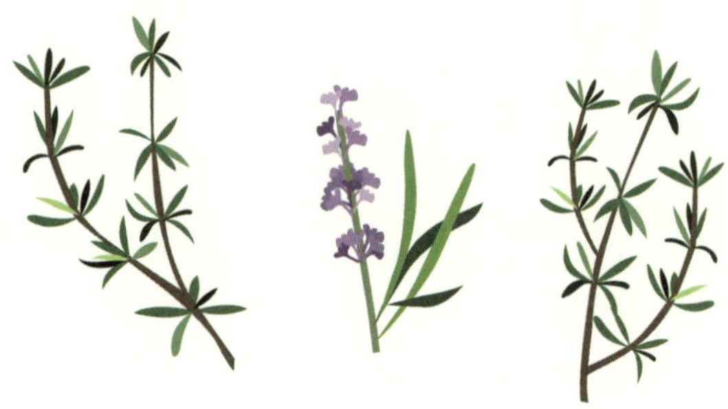

Mélangez lanoline et vaseline, puis ajoutez les huiles essentielles et mélangez intimement.

Appliquez sur vos cheveux des racines aux pointes puis enveloppez votre tête dans une serviette. Attendez une heure avant de faire votre shampooing.

Œufs et achillée

- **1 c. à soupe bien pleine d'achillée sèche**
- **un petit verre d'eau froide**
- **2 œufs**
- **un petit verre d'huile d'olive**

Mettez l'achillée dans l'eau froide, faites chauffer et laissez bouillir pendant 10 minutes. Retirez du feu et attendez 10 minutes encore avant de filtrer. Battez les œufs avec l'huile d'olive, ajoutez la décoction d'achillée, puis passez le tout au mixeur.

Appliquez sur vos cheveux et laissez en place 10 minutes avant de faire votre shampooing.

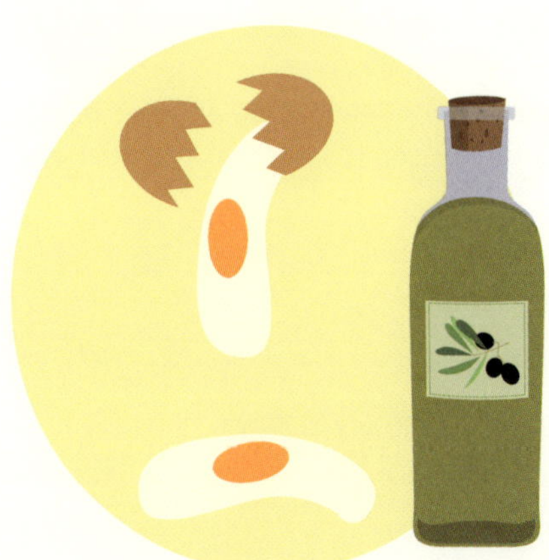

Six frictions stimulantes

Utilisez ces lotions pour vous frictionner le cuir chevelu chaque jour.

Rhum à la capucine

Remplissez un petit flacon de verre (25 cl environ) de **feuilles et de fleurs de capucine**. Couvrez ensuite avec **du rhum**. Laissez macérer pendant quinze jours à l'abri de la lumière, en prenant soin de remuer le flacon chaque jour. Filtrez au travers d'un linge fin en exprimant bien tous les sucs des végétaux.

Tonique au piment

Faites macérer **quelques beaux petits piments rouges** dans **un demi-litre d'alcool** pendant quinze jours.

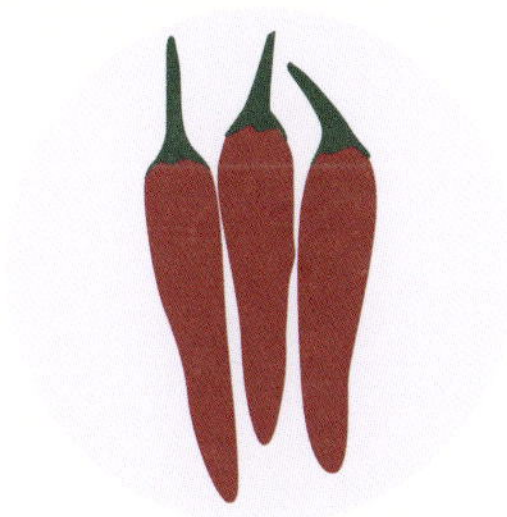

Macération capucine-ortie-buis-serpolet

Pour prévenir la chute des cheveux et stimuler la vitalité du bulbe pileux, le docteur Valnet conseillait la formule suivante, empruntée au docteur Leclerc :

Hachez :

- **25 g de feuilles et semences fraîches de capucine**
- **25 g de feuilles fraîches d'ortie piquante**
- **25 g de feuilles fraîches de buis**
- **25 g de sommités fleuries de serpolet**

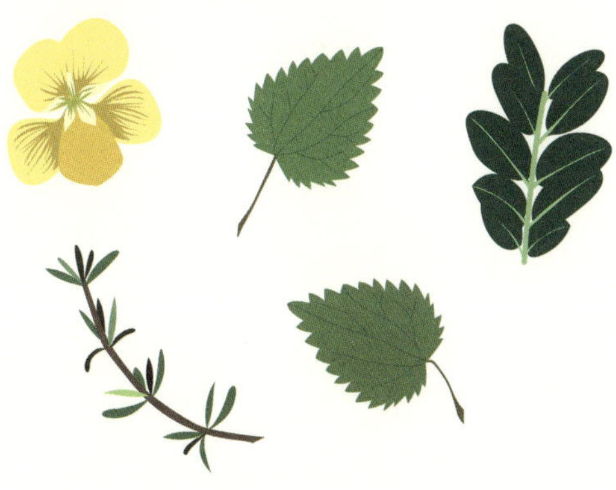

Couvrez avec **400 g d'alcool à 90°** (ou 70° à défaut). Laissez macérer quinze jours, puis passez dans un linge fin en pressant bien.

Décoction de thym (ou d'achillée)

Jetez **une poignée de thym** dans **un litre d'eau froide** et mettez sur le feu. Laissez bouillir jusqu'à réduction de moitié et versez cette décoction dans un flacon.

Vous pouvez faire de même avec l'achillée, mais en ne laissant bouillir que 10 minutes.

Tonique origan-ortie

- **60 g d'origan**
- **60 g de racines sèches d'ortie piquante**
- **1 litre d'eau-de-vie**

Mettez les plantes dans l'eau-de-vie. Laissez macérer un mois puis filtrez.

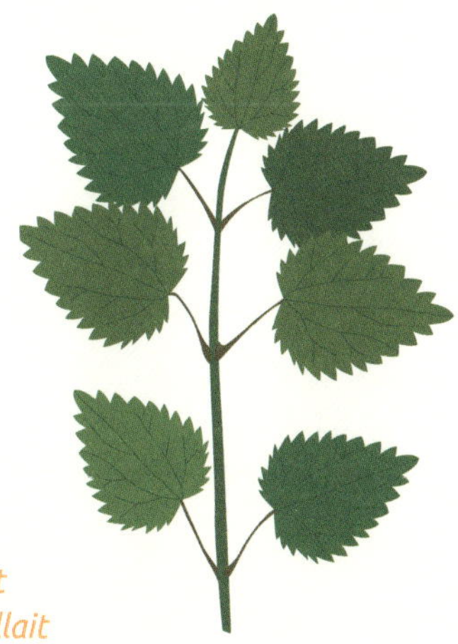

La racine d'ortie est réputée pour favoriser la croissance des cheveux. Cette recette était connue du Dr Valnet qui conseillait également un tonique du cuir chevelu préparé en faisant bouillir des racines d'ortie dans du vinaigre.

Cresson activateur

Le Docteur Valnet conseillait d'appliquer **du jus de cresson pur** (extrait avec une centrifugeuse) directement sur le cuir chevelu.

Le cresson est l'un des remèdes les plus efficaces contre la chute des cheveux.

INDEX

** Chaque fois qu'une recette utilise une HE d'agrumes, cette astérisque est là pour vous rappeler de ne pas vous exposer au soleil juste après.*

Imprimé en septembre 2013
à Saint-Just-La-Pendue
par l'imprimerie Chirat
pour le plaisir des éditions Mosaïque-Santé

Dépôt légal : novembre 2012